U0284344

# 耐药革兰氏阳性菌感染诊疗手册

## 第2版

国家卫生健康委合理用药专家委员会　组织编写

| | |
|---|---|
| **名誉主编** | 刘又宁　何礼贤　瞿介明 |
| **主　编** | 邱海波　施　毅 |
| **副主编** | 管向东　王明贵　黄晓军　俞云松 |
| | 倪语星 |
| **编　委** | （按姓氏笔画排序） |

万献尧　王　辉　王明贵　吕晓菊
严　静　苏　欣　李建国　李维勤
杨　帆　杨　毅　肖仕初　邱海波
张　菁　陈佰义　陈德昌　邵　华
卓　超　宗志勇　胡付品　胡必杰
俞云松　施　毅　贺　蓓　倪语星
黄英姿　黄晓军　康　焰　彭志勇
管向东

**编写秘书**　黄英姿　苏　欣

人民卫生出版社

·北京·

**图书在版编目（CIP）数据**

耐药革兰氏阳性菌感染诊疗手册 / 国家卫生健康委合理用药专家委员会组织编写 . —2 版 . —北京：人民卫生出版社，2022.9（2024.12 重印）

ISBN 978-7-117-33562-1

Ⅰ. ①耐… Ⅱ. ①国… Ⅲ. ①抗药性 – 革兰氏阳性细菌 – 感染 – 诊疗 – 手册 Ⅳ. ①R515.9–62

中国版本图书馆 CIP 数据核字（2022）第 171714 号

| | | |
|---|---|---|
| **人卫智网** www.ipmph.com | 医学教育、学术、考试、健康，购书智慧智能综合服务平台 |
| **人卫官网** www.pmph.com | 人卫官方资讯发布平台 |

### 耐药革兰氏阳性菌感染诊疗手册
Naiyao Gelanshi Yangxingjun Ganran Zhenliao Shouce
第 2 版

**组织编写：**国家卫生健康委合理用药专家委员会
**出版发行：**人民卫生出版社（中继线 010-59780011）
**地　　址：**北京市朝阳区潘家园南里 19 号
**邮　　编：**100021
**E - mail：**pmph @ pmph.com
**购书热线：**010-59787592　010-59787584　010-65264830
**印　　刷：**北京盛通印刷股份有限公司
**经　　销：**新华书店
**开　　本：**850×1168　1/32　印张：9
**字　　数：**199 千字
**版　　次：**2018 年 9 月第 1 版　2022 年 9 月第 2 版
**印　　次：**2024 年 12 月第 5 次印刷
**标准书号：**ISBN 978-7-117-33562-1
**定　　价：**39.00 元

**打击盗版举报电话：010-59787491　E-mail：WQ @ pmph.com**
**质量问题联系电话：010-59787234　E-mail：zhiliang @ pmph.com**
**数字融合服务电话：4001118166　E-mail：zengzhi @ pmph.com**

# 序

感染性疾病是临床常见的疾病之一,严重威胁着人类的生命与健康。抗菌药物的出现,为临床医生提供了治疗感染性疾病的有效武器,拯救了无数患者的生命。然而,抗菌药物在发挥治疗作用的同时,也会诱导细菌耐药的产生。1941年青霉素应用于临床,次年就发现了耐青霉素的葡萄球菌;现今葡萄球菌对红霉素的耐药率已高达80%以上。多年来,世界多地出现的"超级细菌"使细菌耐药问题成为全球关注的焦点,并列入联合国大会讨论的四大医学议题之一。2016年世界卫生组织将耐甲氧西林金黄色葡萄球菌(MRSA)、万古霉素中介金黄色葡萄球菌(VISA)及耐万古霉素肠球菌(VRE)等耐药革兰氏阳性球菌列为需要"高度重点"研发的新型抗菌药物的病原体。

我国是全球细菌耐药最为严重的国家之一。为了遏制细菌耐药的发展,我国相关部门相继颁布了《多重耐药菌医院感染预防与控制技术指南(试行)》《抗菌药物临床应用管理办法》《抗菌药物临床应用指导原则》《国家抗微生物治疗指南(第2版)》等文件,以加强对抗菌药物临床应用的指导和管控。这对于提高我国感染性疾病的预防与治疗水平发挥了积极的作用。

近年来,我国革兰氏阳性球菌占临床分离菌的比例稍有下降(约占30%),但MRSA的检出率依然为30%左右。此外,由于万古霉素最低抑菌浓度(MIC)有所增加、临床介入性操作不断增加等,使耐药革兰氏阳性球菌所致感染的治疗仍十分困难。在此背景下,

2018 年邱海波教授和施毅教授组织我国活跃在感染性疾病诊治一线的知名专家编写了《耐药革兰氏阳性球菌感染诊疗手册》，2022 年，国家卫生健康委合理用药专家委员会组织专家对本书进行了首次修订。

本手册围绕"革兰氏阳性菌""耐药"和"针对性治疗"展开，内容上以抗菌药物为主线，阐述不同药物治疗革兰氏阳性菌的用药指征及原则，以不同的感染部位为切入点进行详细阐述，具有较高的临床实用价值。在撰写过程中，编者们查阅了大量的国内外资料，同时结合各自丰富的临床经验，使手册内容丰富、简明及实用。本手册既是多学科智慧的结晶，又是一种便于临床医生携带及查阅的资料工具，相信本手册的出版将为我国耐药革兰氏阳性菌感染的诊治工作发挥重要作用。

由衷地感谢编者们付出的智慧和辛劳！同时期待本手册能为提高我国革兰氏阳性菌所致感染性疾病的诊断、治疗和预防水平发挥积极作用！

中国工程院院士
国家呼吸系统疾病临床医学研究中心主任
2022 年 2 月

# 前　言

　　感染性疾病是一直伴随人类的难题。随着时代、科技及医疗技术的发展，感染性疾病的发病流行及病原学特征都在发生着变化。随着对医院感染控制理念认识的不断加深，革兰氏阳性菌感染性疾病的发生率似乎有所控制。但随着侵入性操作的增多、抗菌药物的广泛使用，革兰氏阳性菌仍是全球范围导致院内感染的重要病原菌，更关键的是革兰氏阳性球菌的耐药性在不断增加。MRSA、VISA、VRE以及耐青霉素肺炎链球菌（PRSP）已成为对临床抗感染颇具挑战的革兰氏阳性球菌。

　　本手册围绕"革兰氏阳性菌"和"耐药"这两个主题，重点介绍耐药革兰氏阳性球菌，并对临床最棘手的耐药革兰氏阳性球菌感染性疾病的诊断、治疗进行阐述。形成规范的、最具特色的个体化、精准化治疗方案，为临床医生提供清晰的诊疗思路和临床治疗方案。

　　很荣幸邀请到国内始终活跃在临床一线与感染性疾病诊治相关的多学科专家共同参与本手册的编写，感谢各位编委的辛勤付出，各位专家在选题、撰写、讨论、校稿等一系列工作中体现出的"谨终如始、规言矩步"的严谨态度值得大家学习。

　　手册小开本、精巧、易于携带，希望真正成为临床一线工作人员的"口袋书"，易于查阅、检索。本手册难免存在不足之处，恳请广大读者批评指正。

编者

2022 年 1 月

# 目　录

# 第一章 革兰氏阳性菌耐药性变迁及耐药机制

## 第一节 革兰氏阳性菌的流行病学变迁

革兰氏阳性球菌是指革兰氏染色为阳性的一类球菌。临床常见的革兰氏阳性球菌包括肺炎链球菌、化脓性链球菌、金黄色葡萄球菌、凝固酶阴性葡萄球菌和肠球菌等，可引起血流感染，感染性心内膜炎，上、下呼吸道感染，皮肤软组织和骨关节感染等多个系统感染。随着侵入性操作的增多、抗菌药物的广泛使用，革兰氏阳性球菌在全球范围内已经成为导致院内感染的重要病原菌，且耐药性呈不断上升趋势。耐甲氧西林金黄色葡萄球菌（methicillin resistant *Staphylococcus aureus*，MRSA）、万古霉素中介金黄色葡萄球菌（vancomycin intermediate *Staphylococcus aureus*，VISA）、耐万古霉素肠球菌（vancomycin resistant *Enterococci*，VRE）及耐青霉素肺炎链球菌（penicillin resistant *Streptococcus pneumoniae*，PRSP）已成为对临床抗感染治疗颇具挑战的革兰氏阳性球菌。同时，由于地域、经济及医疗水平的不均衡，这些耐药菌的流行病学也存在较大的差异。因此，了解本地区或本医院革兰氏阳性球菌的流行病学资料，对感染的控制和治疗非常重要。

### 一、金黄色葡萄球菌和凝固酶阴性葡萄球菌

金黄色葡萄球菌和凝固酶阴性葡萄球菌的耐药问题主要集中于对甲氧西林耐药以及对糖肽类抗菌药物

敏感性下降两方面。感染涉及人体的多个系统,尤其是金黄色葡萄球菌血流感染和感染性心内膜炎病情严重,死亡率高;而骨关节和慢性皮肤软组织感染用药时间长,容易选择出高度耐药菌株。此外,由产杀白细胞素(panton-valentine leukocidin,PVL)的 MRSA 所致的致死性肺炎在欧美国家已引起极大的关注。

1. 金黄色葡萄球菌和凝固酶阴性葡萄球菌在各系统感染中的流行病学变迁 金黄色葡萄球菌和凝固酶阴性葡萄球菌在院内感染病原菌的排名中居前 4 位。据美国国家医疗保健安全网络(National Healthcare Safety Network,NHSN)2011—2014 年对 4 515 家医院的院内感染监测,金黄色葡萄球菌是呼吸机相关性肺炎(ventilator-associated pneumonia,VAP)和外科感染最常见的病原菌,在导管相关性菌血症常见的病原菌中排第 2 位(13.2%)。其中 50% 以上都属于 MRSA;而凝固酶阴性葡萄球菌则是中央导管相关血流感染(central line-associated bloodstream infection,CLABSI)中最常见的病原菌(16.4%)。在外科手术相关皮肤软组织感染中,金黄色葡萄球菌感染最常发生的科室依次为骨科(44.2%)、乳腺外科(39.0%)及神经外科(31.2%);凝固酶阴性葡萄球菌感染则最常见于神经外科(24.1%)和心脏外科(14.5%)。与 2006—2007 年 NHSN 监测的数据相比,金黄色葡萄球菌和凝固酶阴性葡萄球菌的分离率在所有院内感染病原菌的总体占比中均排在前 4 位,其临床分布及对甲氧西林耐药菌株在其各自总体的占比基本相同。在血、下呼吸道标本的分离率也大体相似。

在欧洲,金黄色葡萄球菌是外科手术感染最常见的病原菌。欧洲疾病预防与控制中心(ECDC)2011—2012 年对 866 家医院的监测资料显示,金黄色葡萄球菌在院内常见的感染菌中居第 2 位(12.3%),是外科手术感染最常见的病原菌(17.9%)。在血流感染中,凝固酶阴性葡萄球菌和金黄色葡萄球菌的比例分别为 18.5% 和 15.9%,居前 2 位。在医院获得性肺炎(hospital-acquired pneumonia,HAP)和呼吸机相关性肺炎(VAP)中,金黄色葡萄球菌比例仅次于铜绿假单胞菌,占 12.6%。

中国乃至亚洲对于葡萄球菌的大规模流行病学调查资料较少,但其分离率较高。2008—2009 年亚洲耐药性病原体监测网络(ANSORP)在亚洲 10 个国家开展的一项前瞻性监测研究表明,金黄色葡萄球菌在 HAP 中占 15.8%,在 VAP 中占 12.2%,中国 HAP 和 VAP 的金黄色葡萄球菌分离率分别为 16% 和 24.3%,均居于前 4 位。而来自全国细菌耐药监测网(CARSS)和中国细菌耐药监测网(CHINET)2014—2021 年的连续监测显示,在所有监测的病原菌中,金黄色葡萄球菌的分离率约为 9.0%(2014—2019 年 CARSS 8.7%~9.6%,2014—2021 年 CHINET 8.9%~9.3%),居第 3~5 位。血标本来源病原菌中,凝固酶阴性葡萄球菌居第 1 位,约占 30.0%,金黄色葡萄球菌约占 5.0%。

根据 MRSA 感染发生的时间和地点,分为社区获得性耐甲氧西林金黄色葡萄球菌(CA-MRSA)和医院获得性耐甲氧西林金黄色葡萄球菌(HA-MRSA)。CA-MRSA 是指患者在门诊或入院 48 小时内分离出 MRSA 菌株,并且在 1 年内无住院或与医疗机构接触史,无 MRSA 感染或定植史,无留置导管和其他经皮医用装置使用史。HA-MRSA 是指患者入院时不存在、入院 48 小时后分离到的 MRSA。CA-MRSA 与 HA-MRSA 在分子表型和耐药表型上存在一些差异,CA-MRSA 多为 *SCCmec* Ⅳ、Ⅴ型,有杀白细胞素(PVL),对大多数非

β-内酰胺类抗菌药物敏感;而 HA-MRSA 多为 *SCCmec* Ⅰ~Ⅲ型,菌株携带 *PVL* 基因比例低,常表现为多重耐药。就临床危害而言,CA-MRSA 所致感染更重,常发生于皮肤软组织,表现为蜂窝织炎和脓肿;可引起坏死性社区获得性肺炎(community acquired pneumonia, CAP)和感染性休克。由于 CA-MRSA 感染在美国发生率较高,其流行病学近年来颇受重视。一项美国急诊皮肤软组织感染调查显示,在分离获得的 MRSA 菌株中,98% 的 MRSA 都携带 *PVL* 基因;分离获得的甲氧西林敏感金黄色葡萄球菌(methicillin sensitive *Staphylococcus aureus*,MSSA)菌株中,42% 菌株携带 *PVL* 基因。

CA-MRSA 的基因分型近年来也发生了一些变化。在 20 世纪 90 年代,USA400(ST1-*SCCmec* Ⅳ)较常见,主要导致健康儿童的坏死性 CAP 和感染性休克。而自 21 世纪以来,USA300(ST8-*SCCmec* Ⅳa)已成为美国最主要的 CA-MRSA 类型,其感染以皮肤软组织为主,也可导致坏死性 CAP 和感染性休克。与 CA-MRSA 对应,HA-MRSA 在美国的主要分子表型为 USA100(ST5-*SCCmec* Ⅱ)、USA500(ST8-*SCCmec* Ⅳh)、USA200(ST36-*SCCmec* Ⅳ)等。

欧洲 CA-MRSA 的发生率与美国比相对较低,且缺乏主流克隆,ST80-*SCCmec* Ⅳ、ST8-*SCCmec* Ⅳa、ST30-*SCCmec* Ⅳ 较为多见。欧洲 HA-MRSA 的主要克隆有 ST5(CC5),ST8(CC8)和 ST22(CC22),近年来两项大规模调查显示,ST22-*SCCmec* Ⅳ(EMRSA-15)已成为欧洲菌血症的常见 HA-MRSA 克隆,波及欧洲 22 个国家。

大洋洲方面,根据澳大利亚 2020 年文献报道,HA-MRSA 的分子克隆类型为 ST22-Ⅳ 和 ST239-Ⅲ,其中以 ST22-Ⅳ 为主;CA-MRSA 分子克隆类型为 ST93-

IV[ 2B ]、ST5-IV[ 2B ]、ST45-V[ 5c2&5 ]、ST1-IV[ 2B ]、ST30-IV[ 2B ]、ST8-IV[ 2B ]和 ST97-IV[ 2B ],其中 ST45-V[ 5c2&5 ]已获得多种抗菌药物决定基因。

我国对 HA-MRSA 的流行病学调查资料近年来日趋丰富。2005—2006 年 14 个城市 18 家医院的一项调查表明,80.8% 的 HA-MRSA 属于 ST239-Ⅲ,无明显的地区差异;16% 属于 ST5-Ⅱ,主要见于东北地区。而 2011 年一项来源于 45 个城市 69 家医院的研究也显示了类似的流行病学规律。在 1 141 株 HA-MRSA 中,ST239-Ⅲ-t030、ST239-Ⅲ-t037 和 ST5-Ⅱ-t002 是我国最常见的 HA-MRSA 分子表型,其比例分别为 57.1%、12.9% 和 8.1%,且这些克隆在不同地理区域的分布存在一定的差异。ST239-Ⅲ以西北地区比例最高(92.7%),东北地区最低(55.7%);ST5-Ⅱ在西北地区最低(0.5%),而东北地区达到 32.8%。同时,1 141 株中有 5.5% 菌株携 PVL 基因,77.8% 的 PVL 阳性株都属于 CC59,而后者也是我国儿童皮肤软组织感染金黄色葡萄球菌的主要分子表型。

我国 CA-MRSA 的检出率较低,流行情况报道较少。一项北京 4 家医院门诊皮肤软组织感染病原学分析,金黄色葡萄球菌是最常见的致病菌(32.7%),而其中 CA-MRSA 仅占 3.0%,即皮肤软组织感染中 CA-MRSA 比例约为 1.0%。CA-MRSA 所致的肺炎相关资料在国内更为缺乏,虽有疑似病例报告,但尚无确诊者。

基于文献报告的我国最新 CA-MRSA 和 HA-MRSA 流行病学变迁较大规模调查是 14 个省市从 1994—2016 年收集菌株的研究,结果发现,ST239-Ⅲ仍然为 HA-MRSA 的主要分子克隆类型,但亚型有一定程度的分化,主要为 ST239-A:t037,ST239-B:t037,ST239-C:

t030,同时有更多亚型出现。2014—2019年,CA-MRSA的发生比例呈增加趋势,其中ST59成为最主要分子克隆类型,从2014年的25.09%上升到2019年的35.53%。

如何鉴别CA-MRSA和HA-MRSA,多项文献显示CA-MRSA和HA-MRSA的区分要点不是 *PVL* 基因,而是发病的场所。由于患者和病原菌在医院与社区之间不断流动,CA-MRSA可由患者带入医院并可导致院内暴发,HA-MRSA也可由MRSA感染或定植的患者带到社区并引起传播,故MRSA社区和医院获得性菌株的区别日渐模糊,仅从临床和流行病学,甚至从是否携带 *PVL* 基因上来区分两者较困难。因此,有人主张采用社区发病耐甲氧西林金黄色葡萄球菌(community onset-MRSA,CO-MRSA)和医院发病耐甲氧西林金黄色葡萄球菌(hospital onset-MRSA,HO-MRSA)的名称,从而淡化菌株表型的差异。

2. 金黄色葡萄球菌耐药性的流行病学特征

（1）MRSA、耐万古霉素金黄色葡萄球菌(vanco-mycin-resistant *Staphylococcus aureus*,VRSA)、VISA、异质性万古霉素中介金黄色葡萄球菌(heterogeneous vancomycin-intermediate *Staphylococcus aureus*,hVISA):总体而言,MRSA的检出率全球总体都呈下降趋势,但地区差异大。2014年WHO全球细菌耐药监测报告显示,大多数国家检出率已经超过20%,个别地区达80%以上。2013年欧洲细菌耐药监测网(EARS-Net)显示,MRSA的检出率在南欧和北欧存在很大差异,北欧地区MRSA检出率仅2%,而南欧及东欧一些国家比例为32%~64%,法国、德国、爱尔兰等MRSA呈下降趋势。我国CHINET研究显示,从2008—2021年,整体MRSA检出率由2008年的55.9%下降至2021年的30.0%。

HA-MRSA 不仅对青霉素类、第一至第四代头孢菌素耐药,而且对氨基糖苷类、喹诺酮类(左氧氟沙星和莫西沙星)及大环内酯类的耐药率也超过 60%,对利福平和复方磺胺甲噁唑耐药率较低,对万古霉素、替考拉宁等糖肽类、利奈唑胺、达托霉素、头孢洛林、替加环素保持较高的敏感性。我国 CHINET 数据显示近10 年 HA-MRSA 对可用抗菌药物的耐药性变迁特征见图 1-1。

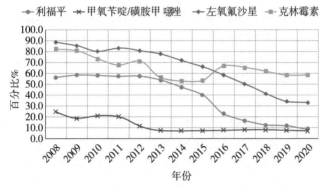

**图 1-1 我国 CHINET 近 10 年 HA-MRSA 对可用抗菌药物的耐药性变迁特征**

CA-MRSA 常对非 β- 内酰胺类抗菌药物敏感,但各地区报道的 CA-MRSA 药敏谱存在差异,如美国流行株 USA300 对四环素、环丙沙星耐药,欧洲流行株 EMRSA-15 对喹诺酮类、大环内酯类耐药,但对庆大霉素敏感。而我国来源于皮肤软组织感染的 CA-MRSA(CC8)则表现多重耐药模式,仅对糖肽类、利奈唑胺、达托霉素敏感。因此,仅靠药敏谱难以区分 CA-MRSA 与 HA-MRSA。我国 CA-MRSA 研究起步较晚,在流行病学、分子遗传特征、诊治和防控方面都有待进一步拓展。

近年来出现了对糖肽类抗菌药物敏感性降低的葡萄球菌,甚至出现了万古霉素中介耐药和万古霉素耐药的葡萄球菌,这已成为其耐药的新特征。自1997年日本报道首例VISA,全球报道VISA的地区日趋增多,我国自21世纪以来也陆续有个案报道,尤其是hVISA的多中心流行病学研究已能反映我国hVISA的发生现状。一项2005—2007年中国14个城市多中心分析显示,1 012株万古霉素敏感的金黄色葡萄球菌,运用菌群谱型分析-曲线下面积(PAP-AUC)法检测hVISA,检出率为13.1%,且74.1% hVISA都属于*SCCmec* Ⅲ型。而另一项2011—2012年中南地区6家医院的hVISA流行病学研究显示,77株MRSA中运用PAP-AUC法检出17株hVISA(22.1%),主要属于ST239–Ⅲ型。

由于hVISA在常规微生物检验中无法检出,而其标准方法PAP-AUC法操作较烦琐,不宜常规开展。因此,可参照金黄色葡萄球菌对万古霉素的最低抑菌浓度(MIC)值来粗略筛查hVISA,当MIC≥1.5mg/L时,菌株有50%~100%的可能属于hVISA。VRSA是对万古霉素MIC≤2mg/L的菌株,目前仍极少见。自2002年美国报道首例以来,全球已确认的VRSA有17株,主要发生于慢性皮肤软组织感染,其基因分型主要见于CC5型。从药敏谱分析,VRSA仍对替加环素和利奈唑胺保持敏感。中国迄今无VRSA的报道。

(2)对利奈唑胺、达托霉素的耐药性:总体而言,金黄色葡萄球菌对利奈唑胺、达托霉素耐药的报道极少。来源于两项国际多中心的主动监测项目(ZAAPS和LEADER)对2004—2012年金黄色葡萄球菌对利奈唑胺体外敏感性变化的研究,金黄色葡萄球菌对利奈唑胺的体外敏感性基本维持在99.9%~100%;

凝固酶阴性葡萄球菌对利奈唑胺的体外敏感性维持在 98.7%~100%,但近年来敏感性有下降趋势。我国 CHINET 和 CARSS 至今未报道对利奈唑胺耐药的金黄色葡萄球菌,但多地已有利奈唑胺耐药的金黄色葡萄球菌和凝固酶阴性葡萄球菌个案报道,其耐药机制与质粒介导的 *cfr* 基因或 23S rRNA 接合位点的突变有关。

达托霉素属于脂肽类抗菌药物,2003—2005 年先后在美国和欧洲上市。一项由美洲、欧洲及亚太地区组织的国际多中心研究显示,自 2005—2012 年从 40 个哨点共收集 97 000 株金黄色葡萄球菌进行药敏试验,仅发现 0.05% 的耐药株,且经过动态观察,达托霉素的敏感性并未随年份增长而降低。我国缺乏有关达托霉素耐药监测的大样本数据资料。

## 二、肠球菌属

肠球菌对大多数常用的抗菌药物呈固有耐药。万古霉素耐药是肠球菌耐药研究的焦点问题。据美国疾病预防与控制中心(CDC)统计,美国 VRE 比例达 30%,2017 年,VRE 在美国住院患者中导致 54 500 例感染,估计 5 400 例死亡,尤以屎肠球菌问题突出。在欧洲,来自 2012 年欧洲细菌耐药监测网(EARS-Net)的调查报告显示,爱尔兰(44.0%)、葡萄牙(23.3%)、希腊(17.1%)和德国(16.2%)都是 VRE 的高发国家,且发生率有逐年上升趋势。

我国肠球菌的耐药性一直保持低水平且稳定。根据 CHINET 2008—2021 年的 13 年动态观察,粪肠球菌对万古霉素的耐药性介于 0.1%~0.55%;屎肠球菌对万古霉素的耐药性介于 1.0%~1.4%。粪肠球菌对氨苄西林的耐药性介于 3.0%~17.0%,耐药性呈逐年下降趋势。

肠球菌对利奈唑胺不敏感的报道总体很少,但呈上升趋势。ZAAPS 监测显示,肠球菌对利奈唑胺的敏感性已由 2004 年的 100% 下降至 2012 年的 99.2%,耐药株更多见于屎肠球菌。据 CHINET 的近 10 年监测,肠球菌对利奈唑胺耐药率极低,约 0~1.2%。

由于 VRE 可引起菌血症或感染性心内膜炎,达托霉素也成为治疗相关感染的重要药物。目前国际及我国有关肠球菌对达托霉素敏感性监测的大规模数据都很少,国外已有关于肠球菌对达托霉素敏感性降低的个案报道。我国学者曾研究达托霉素等抗菌药物对 499 株血流感染革兰氏阳性球菌的体外抗菌活性,未发现达托霉素耐药株,且 VRE 和利奈唑胺耐药肠球菌对达托霉素仍然敏感,MIC<1mg/L。

## 三、肺炎链球菌

肺炎链球菌是导致 CAP 和慢性阻塞性肺疾病(简称慢阻肺)急性加重(AECOPD)最常见的致病菌,也是引起儿童肺炎和流感继发细菌性肺炎的主要原因。此外,在 HAP 早期和支气管扩张伴感染中,肺炎链球菌也占一定的比例。

1. 肺炎链球菌在 CAP、AECOPD 中的流行病学变迁 从 20 世纪 90 年代到 2017 年,国外不同规模的 CAP 流行病学调查资料表明,肺炎链球菌是 CAP 最常见的病原菌之一,各地区差异较大,比例介于 5.0%~60.0%。2004 年,我国城市 665 例成人住院 CAP 病原学多中心前瞻性调查发现,肺炎链球菌的分离率为 10.3%,在所有病原菌中居第 2 位,仅次于肺炎支原体。在 AECOPD 中,约 50% 是由细菌感染所致,其中肺炎链球菌的分离率为 10%~15%,仅次于流感嗜血杆菌。需要入院治疗的 AECOPD 患者中,肺炎链球菌居第 3 位。国外研究显示,血清型为 16F 和 11A 的肺炎链球菌与 AECOPD 关系密切。

2. 肺炎链球菌的耐药性变迁

(1)肺炎链球菌对青霉素不敏感性问题:SENTRY 耐药监测项目对肺炎链球菌 1998—2011 年长达 14 年的追踪调查显示,肺炎链球菌对青霉素的耐药率由 3.2%(1998 年)上升至 14.8%(2011 年),对头孢曲松的耐药率由 3.0%(1988 年)上升至 11.7%(2011 年)。我国 1997—2000 年的调查中,肺炎链球菌对青霉素的不敏感率为 8.8%~22.5%,且呈上升趋势。2009 年美国临床和实验室标准化协会(Clinical and Laboratory Standards Institute,CLSI)对青霉素的折点标准进行了调整[非脑膜炎肺炎链球菌对青霉素(静脉)MIC 由原来的≤0.06mg/L 变为≤2mg/L],按照该标准监测,青霉素不敏感的肺炎链球菌(penicillin-nonsusceptible *Streptococcus pneumoniae*,PNSP)比例近年来呈下降趋势。新近 SENTRY 调查,2016 年和 2017 年血标本来源的 PNSP 皆为 0。2021 年 CHINET 报道,我国儿童及成人 PNSP 的检出率分别为 2.2% 和 4.8%。

(2)肺炎链球菌对大环内酯类和其他抗菌药物的耐药问题:相对于青霉素和头孢菌素耐药,肺炎链球菌对红霉素耐药尤为严重。SENTRY 耐药监测项目显示,2011 年美国肺炎链球菌对红霉素的耐药率达 44.8%,对克林霉素的耐药率为 22.8%,2017 年其耐药水平基本一致。欧洲有 2/3 国家肺炎链球菌对大环内酯类的耐药率超过 30%,2021 年 CHINET 耐药监测显示,我国肺炎链球菌对红霉素的耐药率已经超过 95%。近年的监测还发现,4.3%~5.8% 的肺炎链球菌对左氧氟沙星耐药主要与 *gyr*A 和 *par*C 发生变异有关。

总之,革兰氏阳性球菌的耐药主要集中于以金黄色葡萄球菌为代表的葡萄球菌属,而重点关注的是甲氧西林耐药和万古霉素不敏感问题。流行病学监测除了常规的药物敏感性试验(简称药敏试验)外,对细菌分子表型的变迁规律分析也同等重要。同时,对于常见感染类型如血流感染、下呼吸道感染也应展开主动监测,了解耐药革兰氏阳性球菌构成的变迁特征,这对革兰氏阳性球菌感染的有效防控都可提供重要的循证医学依据。

(卓　超)

▶ **参考文献**

[1] 全国细菌耐药监测网. 全国细菌耐药监测网2014—2019年细菌耐药性监测报告. 中国感染控制杂志,2021,20(1):15-31.

[2] 胡付品,谢轶,康梅,等. 2020年CHINET中国细菌耐药监测. 中国感染与化疗杂志,2021,21(4):377-387.

[3] 胡付品,郭燕,朱德妹,等. 2019年CHINET三级医院细菌耐药监测. 中国感染与化疗杂志,2020,20(3):233-243.

[4] 胡付品,郭燕,朱德妹,等. 2018年CHINET中国细菌耐药性监测. 中国感染与化疗杂志,2020,20(1):1-10.

[5] 胡付品,郭燕,朱德妹,等. 2017年CHINET中国细菌耐药性监测. 中国感染与化疗杂志,2018,18(3):241-251.

[6] 胡付品,郭燕,朱德妹,等. 2016年中国CHINET细菌耐药性监测. 中国感染与化疗杂志,2017,17(5):481-491.

[7] 胡付品,郭燕,朱德妹,等. 2015年CHINET细菌耐药性监测. 中国感染与化疗杂志,2016,16(6):685-694.

［8］胡付品,郭燕,朱德妹,等. 2014 年 CHINET 中国细菌耐药性监测. 中国感染与化疗杂志,2015,15(5):401-410.

［9］CHINET 中国细菌耐药监测网. MRSA.［2020-04-11］. http://www. chinets. com/Data/GermYear.

［10］Clinical and Laboratory Standards Institute. Performance standards for antimicrobial susceptibility testing. Thirty-first informational supplement,2021,M100S,31^th ed.

［11］Clinical and Laboratory Standards Institute. Performance standards for antimicrobial susceptibility testing. Thirty informational supplement,2020,M100S,30^th ed.

［12］Clinical and Laboratory Standards Institute. Performance standards for antimicrobial susceptibility testing. Twentyninth informational supplement,2019,M100S,29^th ed.

［13］MONACO M,ARAUJO F,CRUCIANI M,et al. Worldwide epidemiology and antibiotic resistance of staphylococcus aureus. Curr Top Microbiol Immunol,2017,409:21-56.

［14］WEINER L M,WEBB A K,LIMBAGO B,et al. Antimicrobial-resistant pathogens associated with healthcare-associated infections summary of data reported to the national healthcare safety network at the centers for disease control and prevention,2011—2014. Infect Control Hosp Epidemiol,2016,37(11):1288-1301.

［15］MORAN G J,KRISHNADASAN A,GORWITZ R J,et al. EMERGEncy ID Net Study Group. Methicillin-resistant S. aureus infections among patients in the emergency department. N Engl J Med,2006,355(7):666-674.

［16］CHEN H,YIN Y,VAN DORP L,et al. Drivers of methicillin-resistant Staphylococcus aureus(MRSA)lineage replacement in China. Genome Med,2021,13(1):171.

［17］JIN Y,ZHOU W,ZHAN Q,et al. Genomic epidemiology and

characterization of methicillin-resistant Staphylococcus aureus from bloodstream infections in China. mSystems,2021,6(6): e0083721.

[18] LAWAL O U,AYOBAMI O,ABOUELFETOUH A,et al. A 6-year update on the diversity of methicillin-resistant Staphylococcus aureus clones in Africa:A Systematic review. Front Microbiol,2022,13:860436.

[19] COOMBS G W,DALEY D A,YEE N W T,et al. Australian Group on Antimicrobial Resistance(AGAR)Australian Staphylococcus aureus Sepsis Outcome Programme(ASSOP) Annual Report 2020. Commun Dis Intell,2022,46.

[20] CDC. Vancomycin-resistant Enterococci(VRE)in Healthcare Settings,2019.[2022-02-10]. https://www. cdc. gov/hai/ organisms/vre/vre. html.

[21] CONCEIÇÃO T,TAVARES A,MIRAGAIA M,et al. Prevalence and clonality of methicillin-resistant Staphylococcus aureus(MRSA)in the Atlantic Azores islands:predominance of SCCmec types IV,V and VI. Eur J Clin Microbiol Infect Dis, 2010,29(5):543-550.

[22] GOULD F K,BRINDLE R,CHADWICK P R,et al. Guidelines (2008)for the prophylaxis and treatment of methicillin-resistant staphylococcus aureus(MRSA)infections in the United Kingdom. J AntiMICsrob Chemother,2009,63(5): 849-861.

[23] LUNA C M,NAVARRO I D. Management of methicillin-resistant staphylococcus aureus pneumonia. Curr Opin Infect Dis,2010,23(2):178-184.

[24] Geneva. Antimicrobial resistance global report on surveillance. World Health Organization,2014,27(4):241.

[25] MENDES R E,DESHPANDE L M,JONES R N. Linezolid

update:Stable in vitro activity following more than a decade of clinical use and summary of associated resistance mechanisms. Drug Resistance Updates,2014,17(1-2): 1-12.

[26] ZHANG Y,ZHANG F,WANG H,et al. Antimicrobial susceptibility of streptococcus pneumoniae,haemophilus influenzae and moraxella catarrhalis isolated from community-acquired respiratory tract infections in China:Results from the CARTIPS antimicrobial surveillance program. J Glob Antimicrob Resist,2016,5:36-41.

# 第二节 耐药机制

目前,革兰氏阳性菌耐药状况不容乐观。多重耐药革兰氏阳性菌主要包括耐甲氧西林金黄色葡萄球菌(MRSA)、万古霉素中介金黄色葡萄球菌(VISA)、耐万古霉素金黄色葡萄球菌(VRSA)、耐万古霉素肠球菌(VRE)、耐青霉素肺炎链球菌(PRSP)、耐利奈唑胺和达托霉素革兰氏阳性菌等,多重耐药菌的出现为医院感染防控和治疗带来极大的困难。

## 一、葡萄球菌属

1. MRSA 的耐药机制 MRSA 携带 SCCmec 基因盒,SCCmec 基因盒中的 mecA 或 mecC 基因编码修饰的青霉素结合蛋白 PBP2a,这种蛋白对甲氧西林和其他 β- 内酰胺类抗菌药物的亲和力下降,从而导致 MRSA 对这些抗菌药物的耐药。SCCmec 主要由 mec 复合物和 ccr 复合物两部分组成。根据不同 mec 复合物和 ccr 复合物的组合使 SCCmec 又分为不同的类型,目前已发现 8 种 SCCmec 型。mec 复合物编码一个跨膜的信号转导系统,启动耐药应答。*ccr* 复合物负责 *SCCmec* 的移动。另外,*SCCmec* 还含有易变的 J 区,它可以将同一类型的 *SCCmec* 分成不同的亚型。HA-MRSA 通常携带 *SCCmec* Ⅰ、*SCCmec* Ⅱ 和 *SCCmec* Ⅲ,很少携带 *PVL* 基因;而 CA-MRSA 通常携带 *SCCmec* Ⅳ 和 *SCCmec* Ⅴ,*PVL* 基因常阳性。不同的金黄色葡萄球菌克隆株的 *mecA* 稳定性不同。

2. 对万古霉素的不敏感机制　目前 VISA 的机制尚不明确,可能与金黄色葡萄球菌细胞壁增厚有关。细菌细胞壁越厚,就有更多的万古霉素分子无法穿透细胞壁、达到目标靶位部位发挥作用。增厚的细胞壁不仅阻止了万古霉素分子到达功能靶位,更重要的是缩短了万古霉素抑制肽聚糖合成的时间,从而促进了肽聚糖的合成。因此,增厚的细胞壁阻止了万古霉素分子对细胞壁肽聚糖合成的抑制作用,从而使金黄色葡萄球菌对万古霉素的敏感性下降。与敏感菌株相比,VISA 表型特征的改变还表现在:对溶葡萄球菌酶的耐受性增加;青霉素结合蛋白的改变;生长速率减慢;自溶活性的下降等。临床分离的 VRSA 仍极其罕见。在现有的报道中,其耐药机制均为 *vanA* 操纵子介导的耐药。和金黄色葡萄球菌不同的是,溶血性葡萄球菌对万古霉素的耐药与肽聚糖交联成分的改变有关。但其导致万古霉素耐药的机制还不完全清楚。

3. 对利奈唑胺的耐药机制　通常认为噁唑烷酮类抗菌药物是完全人工合成的抗菌药物,在自然界中不应存在天然耐药现象,但是在利奈唑胺用于临床后不久也不可避免地出现了临床耐药菌株,革兰氏阳性菌对利奈唑胺的高水平耐药可以通过 23S rRNA 靶位修饰突变、获取外源性氯霉素 - 氟甲砜霉素耐药基因(*cfr*)

实现,核糖体 L3、L4 区的突变也可以导致利奈唑胺低水平耐药,其中核糖体 RNA(rRNA)的化学修饰(如甲基化)是利奈唑胺更常见的耐药机制。

4. 对达托霉素的耐药机制 达托霉素耐药很罕见,但已经发现有肠球菌和葡萄球菌对其耐药。达托霉素的耐药机制涉及细胞膜的复杂变化,包括磷脂含量、流动性和表面电荷的改变,但这些都未完全阐明。对达托霉素非敏感金黄色葡萄球菌进行全基因组测序,发现有 *mprF*、*pgsA* 或 *cls2* 基因的缺失或突变,这些基因编码合成磷脂或影响磷脂转化为赖氨酰磷脂酰甘油和心磷脂,还可能减少细胞膜的负电荷,引起对达托霉素的静电排斥力。在 *mprF* 基因突变的金黄色葡萄球菌中,万古霉素耐药相关感应子 *vraSR* 和 *walKR* 双组分系统全局性地调控细胞壁的结构动态,引起达托霉素对金黄色葡萄球菌的耐药。另外,金黄色葡萄球菌通过主动释放细胞膜磷脂作为诱饵来结合和失活达托霉素,阻止达托霉素结合到细胞膜上,该过程受 Agr 系统调控。

5. 对其他抗菌药物的耐药机制 绝大部分金黄色葡萄球菌对青霉素的耐药主要是由产 *blaZ* 编码的 β-内酰胺酶所致。金黄色葡萄球菌对喹诺酮类的耐药主要是由于靶位的改变,喹诺酮类耐药决定区(如 *gyrA*)突变导致耐药。另外,外排泵 NorA 的高表达也可导致金黄色葡萄球菌对喹诺酮类耐药。

## 二、肠球菌属

1. 对青霉素类的耐药机制 肠球菌对青霉素类的耐药绝大部分不是由于产 β- 内酰胺酶所致,主要与靶位青霉素结合蛋白(PBP)点突变相关。屎肠球菌菌株的 PBP5 突变可以导致青霉素的 MIC 从 4mg/L

上升到 16mg/L,甚至大于 1 000mg/L。这样的突变进一步降低了头孢菌素及其他 β-内酰胺类抗菌药物的亲和力。

2. 对万古霉素的耐药机制 肠球菌属细菌中变异的五肽前体以 D-乳酸或 D-丝氨酸而不是 D-丙氨酸结尾,导致其对万古霉素耐药。目前为止,已发现了 9 种通过改变万古霉素结合靶点导致肠球菌属细菌对糖肽类耐药的变种,其中 4 种操纵子(*vanA*、*vanB*、*vanD*、*vanM*)编码以 D-乳酸为末端的前体,其余 5 种操纵子(*vanC*、*vanE*、*vanG*、*vanL*、*vanN*)编码以 D-丝氨酸为末端的前体。其中,临床最重要的是 *vanA* 和 *vanB*。*vanA* 和 *vanB* 由相似的操纵子编码,操纵子上的 3 个基因(*vanH*、*vanA*、*vanX* 或 *vanHB*、*vanB*、*vanXB*)是表达耐药所必需的。其他两个基因(*vanY*、*vanZ* 或 *vanYB*、*vanW*)有助于增强耐药性,但非耐药表达所必需,另外还有两个基因(*vanS*、*vanR* 或 *vanSB*、*vanRB*)调节 3 个必需基因的转录。这些基因的最终目的是改变五肽前体的结构,使其末端从 D-丙氨酸 -D-丙氨酸变为 D-丙氨酸 -D-乳酸,从而使万古霉素与其靶点结合的亲和力降低约 1 000 倍。

*vanA* 型肠球菌属细菌对万古霉素和替考拉宁表型耐药;*vanB* 型菌株对万古霉素耐药,但通常对替考拉宁敏感,一旦 *vanB* 操纵子表达,就会导致替考拉宁耐药。*vanA* 和 *vanB* 操纵子都由转座子携带,可整合在接合质粒上在肠球菌中传播。对不同菌株的比较可以发现,*vanA* 操纵子的基因序列高度保守,而不同临床菌株的 *vanA* 操纵子及 *Tn1546* 的限制性酶切图谱常显著不同。这些差别来自各种 IS 元件的插入,伴或不伴之后的部分可移动元件的缺失。*vanC* 操纵子是少数肠球菌属如铅黄肠球菌(包括以前生物型分类中的黄色肠球

菌)和鹑鸡肠球菌的菌体胞壁合成所固有的。*vanC* 菌株的五肽前体末端是 D- 丙氨酸 -D- 丝氨酸,使其与万古霉素的亲和力降低约 7 倍,导致低水平耐药。被修饰的屎肠球菌 *vanD* 的五肽前体末端为 D- 丙氨酸 -D- 乳酸,这些菌株表现为中等水平的糖肽类耐药(万古霉素 MIC 为 64~128mg/L)。*vanM* 菌株的五肽前体末端是 D- 丙氨酸 -D- 乳酸,表现为对万古霉素高度耐药(MIC>256mg/L),但对替考拉宁敏感性差异较大(MIC 范围 0.75~256mg/L);*vanN* 菌株的五肽前体末端是 D- 丙氨酸 -D- 丝氨酸,表现为对万古霉素中度敏感,对替考拉宁敏感(MIC 为 0.5mg/L)。

3. 对氨基糖苷类的高水平耐药机制 肠球菌属细菌和葡萄球菌属细菌对氨基糖苷类的耐药主要是由于产生氨基糖苷灭活酶,该酶被认为是源于合成这些抗菌药物的放线菌(链霉菌和小单孢菌属),也有可能源于参与正常细胞呼吸的酶(管家功能),如氨基糖苷磷酸转移酶(aminoglycoside phosphotransferase,APH)、氨基糖苷核苷酸转移酶(aminoglycoside nucleotidyltransferase,ANT)、氨基糖苷乙酰转移酶(aminoglycoside acetyltransferase,AAC)。目前,共有 7 种主要的氨基糖苷磷酸转移酶[ APH(3′)、APH(2″)、APH(3″)、APH(6)、APH(9)、APH(4)和 APH(7″)],6 种氨基糖苷核苷酸转移酶[ ANT(2″)- Ⅰ、ANT(3″)- Ⅰ、ANT(4″)- Ⅰ、ANT(4′)- Ⅱ、ANT(6′)- Ⅰ、ANT(9)- Ⅰ ],以及 4 种氨基糖苷乙酰转移酶[ AAC(2′)、AAC(6)、AAC(1)、AAC(3)]。

## 三、肺炎链球菌

1. 对青霉素耐药的机制 包括青霉素中介肺炎链球菌(PISP)和耐青霉素肺炎链球菌(PRSP)。肺炎链球菌含有 6 种 PBP(PBP1a、PBP1b、PBP2a、PBP2b、

PBP2x 和 PBP3），均可以与转化摄取的外来 PBP 重组。青霉素敏感性较低的甲型溶血性链球菌上的耐药 *pbp* 基因通常被发现是以嵌入模式（外源 *pbp* 基因单个片段与固有 *pbp* 基因整合）与外源 DNA 重组。PBP2x、PBP2b 和 PBP1a 的变化可以造成肺炎链球菌青霉素耐药，而头孢菌素耐药仅仅需要 PBP2x 和 PBP1a 发生改变。

2. 对大环内酯类的耐药机制 肺炎链球菌对红霉素存在多种耐药机制，其中最重要的是核糖体甲基化阻止了红霉素的结合。这种甲基化通常是由不同的红霉素核糖体甲基化酶 *erm* 基因完成的。甲基化的核糖体导致大环内酯类、相关的林可酰胺类（克林霉素和林可霉素）和链阳菌素 B（macrolides，lincosamides and type B streptogramin，MLSB）耐药。很多 *erm* 基因，包括 *erm*（A）和相关的 *erm*（TR）、*erm*（B）和 *erm*（AM）导致的耐药通常是被大环内酯类而非克林霉素诱导的诱导型耐药（iMLSB）。在一些菌株中，*erm* 型耐药是固有表达的内在型耐药（cMLSB），同时也导致克林霉素耐药。大环内酯类耐药的第二种主要机制是 *mef* 基因编码的外排泵表达。外排泵只导致大环内酯类耐药，而不导致克林霉素耐药，所以这种耐药表型被描述为"M"型。*mef* 基因主要在肺炎链球菌［*mef*（E）］和化脓链球菌［*mef*（A）］中被广泛研究。在世界不同地区，由 *mef* 介导和由 MLSB 型机制介导的肺炎链球菌耐药所占的比例是不同的。较少见的大环内酯类耐药机制包括水解抗菌药物的酯酶和 50S rRNA 基因的点突变。

## 四、其他链球菌属

B 群链球菌（Group B *streptococci*，GBS）对青霉素

的敏感性降低并不常见，常常与 PBP2x 的点突变相关。

（陈宏斌　王　辉）

▶ **参考文献**

［1］LOZANO C，FERNÁNDEZ-FERNÁNDEZ R，RUIZ-RIPA L，et al. Human mecC-carrying MRSA：clinical implications and risk factors. Microorganisms，2020，8（10）：1615.

［2］PATERSON G K，HARRISON E M，HOLMES M A. The emergence of *mecC* methicillin-resistant Staphylococcus aureus. Trends Microbiol，2014，22（1）：42-47.

［3］LAKHUNDI S，ZHANG K Y. Methicillin-resistant Staphylococcus aureus：molecular characterization，evolution，and epidemiology. Clin Microbiol Rev，2018，31（4）：e00020-18.

［4］KATAYAMA Y，MURAKAMI H K，CUI L，et al. Selection of heterogeneous vancomycin-intermediate Staphylococcus aureus by imipenem. Antimicrob Agents Chemother，2009，53（8）：3190-3196.

［5］CLIMO M W，PATRON R L，ARCHER G L. Combinations of vancomycin and β-lactams are synergistic against staphylococci with reduced susceptibilities to vancomycin. Antimicrob Agents Chemother，1999，43（7）：1747-1753.

［6］WEIGEL L M，CLEWELL D B，GILL S R，et al. Genetic analysis of a high-level vancomycin-resistant isolate of Staphylococcus aureus. Science，2003，302（5650）：1569-1571.

［7］ZHANG S H，SUN X X，CHANG W J，et al. Systematic review and meta-analysis of the epidemiology of vancomycin-intermediate and heterogeneous vancomycin-intermediate Staphylococcus aureus isolates. PLoS One，2015，10（8）：e0136082.

[8] CASADEWALL B,REYNOLDS P E,COURVALIN P. Regulation of expression of the vanD glycopeptide resistance gene cluster from Enterococcus faecium BM4339. J Bacteriol,2001,183 (11):3436-3446.

[9] XU X X,LIN D F,YAN G Q,et al. vanM,a New glycopeptide resistance gene cluster found in Enterococcus faecium. Antimicrob Agents Chemother,2010,54(11):4643-4647.

[10] HE Y H,RUAN G J,HAO H,et al. Evaluation of quadruple real-time PCR Method to detect enterococci carrying vancomycin-resistant genes vanA,vanB,vanM in rectal swabs. Front Med(Lausanne),2020,7:403.

[11] TIAN Y,LI T M,ZHU Y J,et al. Mechanisms of linezolid resistance in staphylococci and enterococci isolated from two teaching hospitals in Shanghai,China. BMC Microbiol,2014, 14:292.

[12] CABALLERO J D,PASTOR M D,VINDEL A,et al. Emergence of cfr-mediated linezolid resistance in a methicillin-resistant Staphylococcus aureus epidemic clone isolated from patients with cystic fibrosis. Antimicrob Agents Chemother,2016,60 (3):1878-1882.

[13] SMITH A M,BOTHA R F,KOORNHOF H J,et al. Emergence of a pneumococcal clone with cephalosporin resistance and penicillin susceptibility. Antimicrob Agents Chemother, 2001,45(9):2648-2650.

[14] NICHOLS M,SCHRAG S J. Two cases of invasive vancomycin-resistant Group B streptococcus infection. N Engl J Med, 2014,370(9):885-886.

[15] Clinical and Laboratory Standards Institute. Performance standards of antimicrobial susceptibility testing:Thirty informational supplement. CLSI document M100-S30,Wayne:

CLSI,2020.

[16] PADER V,HAKIM S,PAINTER K L,et al. Staphylococcus aureus inactivates daptomycin by releasing membrane phospholipids. Nat Microbiol,2016,2:16194.

# 第二章 耐药革兰氏阳性菌的实验室检测

## 第一节 微生物标本采集

### 一、微生物标本采集基本原则

#### （一）采集时机

1. 对临床感染或疑似感染病例，最为重要的是在抗菌药物使用前及时采集标本做病原学检查。宜在发病早期、急性期或症状典型时采样。

2. 宜在治疗中、治疗后采样送检，用于评估疗效和结局。

#### （二）无菌操作

应严格执行无菌操作，避免标本污染。采集无菌标本时应注意对局部及周围皮肤的消毒，对于与外界相通的腔道，不应从腔道口取标本，应从底部取组织检查。如使用消毒液消毒皮肤，需作用一定时间，待其干燥后采样。

#### （三）采集方法

应根据不同目标菌的特性，用不同的方法采集。对于混有正常菌群的标本，不可置于肉汤培养基内送检，如痰液、尿液、伤口拭子等；对于阳性检出率低的标本，采用床旁接种可提高病原菌阳性检出率；对于血液、脑脊液等无菌部位的标本，可以先用肉汤培养基增菌，阳性后再转种平板分离培养。

**（四）样本采集量和次数**

病原学检查原则上一天采样送检不超过一次，血液培养应该同时在 2 个部位分别穿刺采血。

应采集足够量的标本用于常规细菌学检验，至少送检 0.5ml 或者 0.5g（特殊标本除外）。当送检标本体积不足时，应与临床沟通，并根据医嘱选择优先检验项目。

一般要求血液采集量应与培养基保持不少于1：5~10 的比例。脑脊液标本通常 2~5ml，胸腔积液和腹水 10ml，支气管肺泡灌洗液（BALF）标本 10ml，脓液2~5ml，羊水、胆汁、关节穿刺液、心包液、胸腔积液、滑膜液大于 1ml，腹透液 50ml，眼前房液大于 0.1ml，玻璃体洗液大于 1ml。

**（五）标本种类**

提倡多采集血液、脑脊液、胸腔积液和腹水等来自无菌部位的标本，对来自痰液、尿液、脓液等有菌部位的标本，采样时注意避免正常菌群的污染，必须排除污染才有临床价值。

常见的标本类型：

1. 血和无菌体液标本　包括脑脊液、腹腔标本（腹水、腹膜透析液）、胸腔积液。

2. 组织标本　包括外科手术采集的组织标本、经支气管镜肺活检的组织标本、CT 引导下经皮肺穿刺肺活检的组织标本、心律植入装置感染标本和关节假体周围感染标本。

3. 尿液标本　包括导尿管尿、中段尿、耻骨上膀胱穿刺尿和婴幼儿尿液。

4. 支气管镜标本　包括支气管毛刷和支气管肺泡灌洗液、痰（咳痰、诱导痰和气管吸痰）、鼻咽拭子、口咽拭子。

5. 粪便标本　包括直肠拭子和肛拭子。

6. 泌尿生殖道标本　包括子宫颈内或宫颈标本、男性泌尿生殖道标本。

7. 眼耳科标本。

8. 皮肤结缔组织及伤口标本。

### （六）标签和检验单

检验申请单需注明患者信息、临床诊断、抗菌药物使用情况、标本种类、采集时间、部位和检验目的。

### （七）生物安全

标本采集应符合生物安全规定：①注意预防锐器误伤；②做好个人标准防护，必须戴手套、口罩，穿工作服，必要时戴面具和护目镜；③严格按操作规范操作，操作前后洗手，避免病原菌传播。

## 二、微生物标本送检基本原则

标本的转运应由经过培训的专人负责。标本采集后应在规定时间内运达实验室，并尽可能缩短转运时间。一般应该在 2 小时内送达。一些社区获得性肺炎病原菌对温度的抵抗力较弱，应保温并立即送检。如果不能及时送检，应插入运送培养基内，置于室温中尽快送检，不可冷藏或冷冻，以避免低温导致病原菌死亡。

1. 送检标本应注明来源、检验目的和采样时间，使实验室能正确选用相应的培养基和适宜的培养环境。

2. 拭子标本宜插入运送培养基内送检，如咽拭子、伤口拭子等。

3. 血液和无菌体液标本，如血培养、脑脊液等，可以接种血培养瓶送检。

4. 要注意生物安全和职业防护。

（1）放置标本的容器必须具有生物安全标识，符合生物安全要求，做到密封、防渗漏，禁止将污染和渗漏的标本送往实验室。

（2）严禁将带有裸露针头的注射器送往实验室。

## 三、微生物标本拒收标准

1. 标本运送条件不合适，如厌氧培养标本却在有氧条件下送检。

2. 运送标本的时间过长，超过 2 小时，且保存的温度不当。

3. 未用指定容器，容器有裂缝或被打破。

4. 未贴标签或贴错标签，标本与检验目的不符合，如痰培养送检尿标本。患者信息与标本不符，如女性患者送检前列腺标本。

5. 标本明显被污染。

6. 标本量过少，如拭子上的标本已经干涸。

7. 标本不符合检验要求，如痰标本以唾液为主。

8. 标本使用了固定剂及防腐剂。

## 四、各部位标本的留取方法与结果判断

### （一）呼吸道标本的留取方法与结果判断

1. 口咽拭子　正常人咽峡部有口腔正常菌群，一般不致病，但在机体全身或局部抵抗力下降和其他外部因素的作用下可以出现感染。个别患者或医务人员口咽部可能存在耐药菌定植，故对于个别重点科室，如母婴室等，需定期检测医务人员的咽分泌物。对于白喉、化脓性扁桃体炎、急性咽喉炎等患者，从咽拭子培养出致病菌，对诊断和治疗有临床意义。

（1）采集方法

1）用压舌板固定舌头，用涤纶或藻酸钙拭子越过

舌根到咽后壁及扁桃体隐窝、侧壁等处。

2）反复擦拭 3~5 次,收集黏膜细胞。

3）轻轻取出拭子,避免触及舌头、悬垂体、口腔黏膜和唾液。

4）拭子插回转运培养基中。

（2）注意事项

1）标本采集前勿用消毒液漱口。

2）拭子避免触及舌、口腔黏膜和唾液。

3）标本采集后立即送检,防止干燥。

4）不可置于肉汤培养基内送检。

5）对化脓性扁桃体炎或口腔念珠菌患者,用拭子在病灶部位擦拭数次。

6）避免在进食后 2 小时内留取标本,以防呕吐。

（3）结果判断:咽部有大量的正常菌群存在,需注意辨别。主要致病的革兰氏阳性球菌为化脓性链球菌、肺炎链球菌、金黄色葡萄球菌等。

1）对化脓性咽炎,口咽拭子细菌培养主要用于筛查 A 群 β- 溶血链球菌和溶血隐秘杆菌。

2）当检验口咽拭子中的淋病奈瑟菌时,临床需提前告知实验室。

3）对于儿科患者,宜常规报告流感嗜血杆菌。

4）一般情况下,不单独选用咽拭子标本诊断上呼吸道感染,宜与鼻咽拭子或鼻咽吸取物联合检验以提高呼吸道感染的病原检出率。

2. 下呼吸道标本

（1）采集方法

1）自然咳痰法:清晨痰量多,含菌量大,嘱患者清水漱口以除去口腔中的细菌,尽可能在用抗菌药物之前采集标本,深吸气后用力咳出 1~2 口痰,吐于指定的无菌容器中,标本量应 >1ml。

2）诱导痰(咳痰困难时)：①患者先刷牙(口腔黏膜、舌头和牙龈)，勿用牙膏，再用无菌水或生理盐水漱口；②用超声雾化器，患者吸入 3% NaCl 3~5ml；③用无菌螺帽宽口容器收集诱导痰标本。

3）支气管采集法：主要包括以下几种方法。①吸痰：适用于建立人工气道(如气管切开或气管插管)的患者，戴无菌手套或用无菌镊子取一次性无菌专用吸痰管，一头缓慢插入气管至隆突(或叶支气管)水平，一头接电动吸引器，螺旋式抽吸，吸引痰液；②支气管肺泡灌洗液(BALF)：a. 通过 20ml 增量管道分 5 次灌入 100ml 无菌生理盐水；b. 无菌操作下吸取 10~20ml BALF，置于带螺帽无菌容器，立即送检；c. 每次回吸收量应不低于灌入量的 5%(总回收率以≥30% 为宜)；d. 儿科患者只能灌入 1~2ml/kg，通常儿童的回收量不超过 10ml；③支气管毛刷：a. 将检查用毛刷插入支气管镜，推进毛刷直至推出护套；b. 刷取标本后将刷子抽回护套，取出整个毛刷；c. 用无菌剪刀将刷子头剪下，放入 1ml 生理盐水或乳酸钠林格溶液中，立即送检。

4）小儿取痰法：用弯压舌板向后压舌，将拭子伸入咽部，小儿经压舌刺激咳痰时可喷出肺部气管分泌物粘在拭子上送检。幼儿还可用手指轻叩胸骨柄上方，以诱发咳痰。

（2）注意事项

1）标本及时送检避免干燥，要求在 2 小时之内送达实验室。如在室温下放置 >2 小时，则定植于口咽部的非致病菌会过度生长，而肺炎链球菌检出率则明显下降。

2）在抗菌药物使用前采集价值高。

3）对可疑烈性呼吸道传染病患者，采集检验标本时必须注意生物安全防护。

4）支气管镜取材的标本会受到上呼吸道菌群的污染,应进行质量评估。

5）真菌和分枝杆菌诊断宜采集多份痰标本。

6）痰标本不能进行厌氧培养。

（3）结果判断

1）正常人体的下呼吸道是无菌的,上呼吸道有正常菌群栖居。

2）合格痰的标准:涂片镜检鳞状上皮细胞 <10 个 / 低倍视野,白细胞 >25 个 / 低倍视野,或两者比例小于 1∶2.5。

3）培养结果如果是条件致病菌,需区分定植和感染。

4）经纤维支气管镜和人工气道吸引采集分泌物分离出的细菌价值大。

5）痰液与血液或胸腔积液中分离到相同病原菌,有诊断价值。

6）痰培养常见的革兰氏阳性菌为金黄色葡萄球菌、肺炎链球菌和化脓性链球菌等。

**（二）泌尿道标本的留取方法与结果判断**

1. 采集方法

（1）普通中段尿采集:女性采样前用肥皂水或 0.1% 高锰酸钾溶液冲洗外阴部尿道口(男性需翻转包皮冲洗),然后用 0.1% 苯扎溴铵(新洁尔灭)溶液或无痛碘消毒尿道口,留取清洁中段尿标本。

尽量采取自然排尿法,插导尿管留尿时容易损伤尿道,应注意动作轻柔,严格无菌操作。在排去数毫升尿液后,用无菌试管收集第二段尿,即为所需中段尿。

（2）留置导尿标本采集:①夹闭导尿管 10~20 分钟;②用 75% 乙醇消毒导管采集部位;③注射器穿刺,无菌采集 5~10ml 尿液,置于无菌容器。

（3）耻骨上膀胱穿刺尿液（可做厌氧菌培养）

1）消毒脐部至耻骨区域,待消毒剂彻底挥发后,麻醉穿刺部位（耻骨上 2cm 或 2 横指）。

2）从膀胱吸取约 20ml 尿液,置于无菌容器,立即送检。

2. 注意事项

（1）采集的尿液标本放入无菌容器中,立即送检,要求在 2 小时内接种,标本不能立即送检者,暂存 4℃ 冰箱,但不得超过 24 小时。

（2）在用药前采集尿液,不得加防腐剂。

（3）严格无菌操作,避免污染。

（4）不可从集尿袋下端管口留取标本。

（5）会阴部分泌物过多时,应先清洁再采集。

3. 结果判断

（1）正常人体内膀胱中的尿液是无菌的。

（2）中段尿以晨起第一次尿液为主,其革兰氏阴性杆菌浓度 $>10^5$cfu/ml,革兰氏阳性球菌 $>10^4$cfu/ml 可认为是感染的病原菌,反之污染菌可能性大。

（3）已用抗菌药物或经导尿管采集的尿液,多次尿培养为单一的同种菌,细菌浓度虽未达到上述界限,也可认为是感染的病原菌。

（4）尿培养显示浓度超过上述界限的但有 3 种或 3 种以上细菌和真菌时,应考虑污染菌可能。

（5）尿培养中常见的革兰氏阳性病原菌为肠球菌、金黄色葡萄球菌、无乳链球菌等。

**（三）血液标本的留取方法与结果判断**

1. 血培养标本采集法

（1）采集方法

1）培养瓶消毒程序:消毒培养瓶橡皮塞,待干燥后使用。

2）皮肤消毒程序:用消毒液从穿刺点向外螺旋形消毒,至消毒区域直径达 5cm 以上,待干后采血。

3）采血部位:通常为肘静脉,疑为细菌性心内膜炎时以肘动脉或股动脉采血为宜,切忌在静脉滴注抗菌药物的静脉处采血。对于成人患者,应该分别在两个部位采集血标本,以帮助区分是病原菌还是污染菌。两个部位分离出相同菌种才能确定是病原菌。

4）采血时机:在患者发病早期或发热期间,在抗菌治疗前,以正在寒颤、发热前半小时为宜,或在停用抗菌药物 24 小时后。

5）采血量:成人菌血症或脓毒症时血液中含菌量较少,平均 1~3ml 血液中仅有 1 个细菌,所以采血量一定要足够。血液与培养基之比以 1:5~10 为宜,以稀释血液中的抗菌药物、抗体等杀菌物质。采血量过少会明显降低阳性率。成人每次每培养瓶采血 5~10ml（含 50ml 培养基）,婴幼儿和儿童每次每培养瓶采血 1~2ml（含 20ml 培养基,根据婴幼儿和儿童的体重确定具体量）。

6）静脉穿刺和培养瓶接种程序:用注射器无菌穿刺取血后,勿换针头（如果行第 2 次穿刺或用头皮针取血时,应换针头）,直接注入血培养瓶,注意避免注入空气,轻轻混匀以防血液凝固。

（2）注意事项

1）血液标本采集后应立即送检,不能及时送检者应置于室温暂存,勿放冰箱。检验单需注明抗菌药物（特别是磺胺类、青霉素）使用情况,采集时间和部位（如左、右臂等）。

2）采血次数及间隔:24 小时内最多采集 2~3 套标本（每套厌氧培养与需氧培养各 1 瓶）,不同情况采血次数与间隔不同。①急性发热:尽量在抗菌药物使用前,同时在不同的部位采集 2 套标本(厌氧培养与需氧培养);②非急性感染病例:在抗菌药物使用前或血药浓度最低时(用药之前或停药 3 天后),在不同的部位采集 2 套标本;③急性心内膜炎:尽可能在抗菌药物使用前,在 24 小时内采集 3 套标本,如果在 24 小时后 3 套标本结果阴性,需要再采集 2 套。儿童血培养只需要采集一个需氧瓶。

(3)结果判断

1)健康人体的血液是无菌的。

2)通常血培养分离的细菌或真菌可认为是血液感染的病原菌。

3)大多数菌血症是间歇性的,往往需要多次血培养阳性证实。如为表皮葡萄球菌等皮肤定植菌,则以不同部位培养为同种细菌方可确定。

4)血液中常见革兰氏阳性菌为金黄色葡萄球菌、表皮葡萄球菌、A 群链球菌、B 群链球菌、肺炎链球菌、肠球菌等。

2. 静脉留置导管标本采集

(1)采集方法:用消毒液清洁导管周围皮肤,待干燥后拔出静脉留置导管,用无菌技术剪断导管。将体内段 5cm 立即置于血平皿上滚动涂抹,或将导管置于空的无菌试管内立即送检。

(2)注意事项:采样后立即送检,避免标本干燥;因不能区分导管感染菌与导管定植菌,故不宜将剪下的导管段置于肉汤中增菌。

(3)结果判断:导管尖端细菌数≥15cfu/平板即为阳性。

**(四)脑脊液和其他无菌体液标本的留取方法与结果判断**

1. 脑脊液标本的细菌学检查　正常人体中脑脊

液是无菌的,在感染的情况下只要检出细菌,通常都可视为病原菌。

（1）采集指征:不明原因所致头痛、脑膜刺激征象、颈部强直、脑神经征象、发热、体温过低、易受刺激等临床症状。脑脊液白细胞增加、蛋白质增加且葡萄糖减少等。

（2）采集时间和方法:如怀疑感染存在,应立即采集标本,最好在用药前,以严格无菌技术作腰椎穿刺,所收集的脑脊液分置于 3 支无菌试管,马上送至实验室。一般将第 1 支做生化检查,第 2 支做病原学培养,第 3 支做其他检查。

（3）标本量:采集 3~5ml 脑脊液于 3 支无菌试管中,每支试管至少 1~2ml,整个过程需严格无菌操作。做脑脊液培养时,建议同时做血培养。

（4）标本运送:应置于无菌密封容器内立即送检,并且保温(禁止冷藏)送检。某些细菌(如肺炎链球菌)具有自溶酶,放置时间过长易自溶死亡,实验室收到标本后应立即接种。

2. 其他无菌体液标本

（1）采集指征

1）胆汁:急性胆囊炎、急性重症胆管炎,伴有腹痛、黄疸、墨菲征阳性,伴有恶心、呕吐和发热,有中毒症状或休克的患者。

2）胸腔积液:细菌性肺炎引起的胸膜炎伴有胸痛、发热、胸腔积液混浊,呈乳糜性、血性或脓性。

3）腹水:原发性、继发性腹膜炎伴有腹痛、呕吐、肌紧张、肠鸣音减弱或消失。

4）心包液:风湿性、化脓性、细菌性心包炎。

5）关节液:化脓性关节炎、关节肿胀、关节周围肌肉发生保护性痉挛。

（2）采集时间：如怀疑感染存在，应尽早采集标本，一般在患者使用抗菌药物之前或停用药物后 1~2 日采集。

（3）采集方法：2% 碘酊消毒皮肤后，由临床医生穿刺采集标本（2ml 左右），装入无菌密封容器内立即送检。采集量不得少于 1ml。

1）胸腔积液：①坐位或半卧位，用超声或叩诊方法定位穿刺点；②无菌操作采集 10ml 或更多液体，置于无菌容器中，室温立即送检。

2）腹水：①依患者状况和腹水量，酌情取平卧、侧卧或半卧位；②无菌操作采集 10ml 或更多液体，置于无菌容器中，室温立即送检。

3）腹膜透析液：①收集 50ml 腹膜透析液，置于无菌容器中，室温立即送检；②同时床旁接种 5~10ml，分别打入需氧和厌氧血培养瓶，室温立即送检；若不能马上送检，血培养瓶应置于 37℃ 条件下孵育。

（4）标本运送：采集后保温立即送检，保证在 15 分钟内送至实验室，实验室收到标本后应立即接种。

**（五）伤口和手术部位感染标本的留取方法与结果判断**

1. 脓液和伤口标本

（1）采集指征：手术部位出现红肿热痛和分泌物等感染症状。

（2）采集时间：使用抗菌药物之前。

（3）采集方法：首先用无菌生理盐水清洗脓液及病灶的杂菌，尽可能抽吸或将拭子深入伤口，紧贴伤口边缘取样。

1）应区分浅表伤口标本、深部伤口标本及外科手术伤口标本。

2）宜从感染进展的前缘采集活检标本。

（4）容器：使用无菌试管，最好用卡布（Cary-Blair）转运培养基。

（5）标本运送：室温 2 小时内送至实验室。

（6）注意事项

1）采集组织或液体优于拭子标本，如必须用拭子则采集 2 个，1 个用作培养，另 1 个作涂片革兰氏染色。从脓肿底部或脓肿壁取样的效果最好。

2）应观察脓液及创面分泌物性状、色泽、气味，为培养鉴定提供参考依据。如脓液黏稠、黄色、病灶局限，可能为金黄色葡萄球菌；脓液稀、带血水、病灶扩散，可能为化脓性链球菌；脓液有恶臭，可能为厌氧菌感染。若直接涂片革兰氏染色有革兰氏阳性菌或革兰氏阴性菌，而分离培养时又无细菌生长，一般应考虑患者已接受抗菌药物治疗，或可能为厌氧菌感染。若为厌氧菌，最好做床旁接种并置于厌氧袋内送检。

（7）结果判断：从脓液和创面分泌物中能够检出的细菌种类很多，但不一定都是感染的病原菌。细菌学检验对手术部位感染的病原学诊断具有重要的意义，感染可由一种或多种细菌所致。革兰氏阳性菌中以金黄色葡萄球菌、化脓性链球菌、肠球菌等为多见。

2. 组织标本采集

（1）采集指征：出现浅表皮肤黏膜感染、深部组织感染等。

（2）采集时间：使用抗菌药物之前。

（3）采集方法

1）组织标本：包括外科手术采集的组织标本、经支气管镜肺活检的组织标本和 CT 引导下经皮肺穿刺肺活检组织标本等。应根据不同的病变部位（炎症或坏死组织），采用相应的方法采集。①标本量：≥1cm$^3$为宜；②应选择合适的采样方法以区别污染和感染；

③置于无菌保湿容器中,小块组织宜用 2ml 无菌水或生理盐水保湿;④甲醛处理后的标本不能进行微生物学培养;⑤如在同一个手术部位不同区域采集分开的组织,特别小块宜用方形润湿的无菌纱布包好送检;⑥组织厌氧菌培养,宜采用厌氧转运瓶 / 管;大块组织标本可直接用于厌氧培养。

2)关节假体:引起假体关节周围感染的病原菌可形成生物膜,建议临床在翻修术中同时送检假体、假体周围的组织和关节液。①术中取假体后,放置于塑料无菌容器中;②更换手术刀采集 4~5 块组织,置于不同的无菌小瓶中,标明相应部位;③术前做普通关节液穿刺培养,宜在停用抗菌药物 2 周后采集。

(4)采集量:留取尽可能大的组织标本,如果标本量足够,建议留一部分保存在 -70℃,以备进一步的分析。

(5)容器:无菌容器,需要加一些无菌生理盐水保持湿润。

(6)标本运送:常温 15 分钟内送检,4℃保存 24 小时内送检。

(7)注意事项:采集组织的量尽可能多,不要呈送表面简单摩擦的拭子。组织标本不可添加固定液。

**(六)皮肤软组织标本的留取方法与结果判断**

1. 压疮或溃疡标本采集

(1)采集指征:局部出现炎症,根据患者的实际情况选择检测项目。

(2)采集时间:在使用抗菌药物之前采集。

(3)采集方法:用无菌生理盐水或 75% 乙醇擦拭去除表面分泌物,尽可能采集抽吸物。如得不到活检标本,用拭子用力采集损伤底部,采集范围在 5cm 左右。将拭子插入 Cary-Blair 转运培养基。

（4）标本运送:标本采集后应及时送检,2 小时内进行接种,如不能及时送检,应在 4℃冰箱内保存。

（5）注意事项:压疮或溃疡的拭子标本很难提供有用的临床信息,一般宜选择组织活检或针头抽吸标本。

（6）结果判断:常见革兰氏阳性病原菌为金黄色葡萄球菌、表皮葡萄球菌、肠球菌等。

2. 烧伤创面标本采集

（1）采集指征:烧伤部位出现炎症,临床医师根据患者的实际情况选择检测项目。

（2）采集时间:使用抗菌药物之前。

（3）采集方法

1）清洁并清除烧伤创面的异物和坏死组织,有液体渗出时,吸取或用拭子擦拭渗出液取样。

2）烧伤的组织宜做定量培养,定量检验结果≥$10^5$cfu/g则预示有可能进展为创伤相关脓毒症。

（4）采集量:尽可能多,如果要求定量培养,最好选 3~4mm 活检标本。

（5）容器:用无菌器皿或拭子运送。

（6）标本运送:标本采集后应及时送检,2 小时内进行接种,如不能及时送检,应在 4℃冰箱内保存。

（7）注意事项

1）只进行有氧培养。

2）烧伤表面细菌的培养结果可能是定植或污染菌,定量培养可能有意义。

（8）结果判断:引起烧伤感染的常见革兰氏阳性菌为化脓性链球菌、金黄色葡萄球菌特别是 MRSA。

3. 皮肤、结缔组织标本采集

（1）闭合性脓肿:消毒皮肤后,用注射器抽取脓肿物,无菌转移至厌氧转运装置。

（2）开放性脓肿

1）无菌生理盐水或75%乙醇去除表面分泌物。

2）尽可能采集抽吸物或将采样拭子插入病灶的底部或脓肿壁取其新鲜边缘部分。活检标本和抽吸物（脓液、渗出液）优于拭子标本。

（3）脓疱或水疱

1）用75%乙醇消毒,待挥发后挑破脓疱,用拭子采集脓液。

2）较大的脓疱消毒后宜直接用注射器抽取。

3）陈旧的脓疱:去除损伤表面污染,用拭子擦拭损伤基底。

**（七）其他部位标本的留取方法**

1. 生殖道标本采集

（1）采集指征:出现发热、乏力、食欲缺乏等全身症状伴有皮肤黏膜损害。男性有尿痛、尿频、尿急、尿道分泌物增多、会阴部疼痛、阴囊疼痛、性功能障碍、泌尿生殖器畸形和缺损。女性有阴道分泌物增多及性状异常、尿道口瘙痒、脓性分泌物流出、下腹疼痛、月经失调、阴道出血、外阴瘙痒、外阴或阴道疼痛、性功能障碍等。

（2）采集时间:使用抗菌药物之前。

（3）采集方法

1）男性前列腺标本:用肥皂和水清洗阴茎头,通过直肠按摩前列腺,用无菌拭子收集液体或使液体滴入无菌管内。

2）男性尿道标本:①从尿道挤压分泌物;②若无分泌物,可用拭子插入尿道2cm,旋转拭子,至少停留20秒,而使之吸收。采集两个拭子分别用于涂片和培养（相应的转运培养基）。

3）女性宫颈标本:①拭子插入宫颈管1~2cm,转

2~3 圈采集分泌物;②必要时停留 20~30 秒并转动取样;③怀疑淋病奈瑟菌时,可以同时采集直肠拭子与子宫颈标本;④用两个无菌拭子从阴道深入至穹窿部,并停留 20 秒,获取分泌物。采集两个拭子分别用于涂片和培养(相应的转运培养基)。

(4)标本运送:常温 2 小时内送至实验室,无法及时送检时应于 4℃保存。

2. 眼、耳部标本

(1)采集指征:眼、耳部出现各种急慢性感染症状。

(2)采集时间:使用抗菌药物之前。

(3)采集方法

1)内耳:先用肥皂水清洗耳道,再用注射器收集液体,对破裂的鼓室应借助耳科诊视器,用拭子收集液体。

2)外耳:用湿拭子将耳道的任何碎屑或痂皮拭去,在外耳道用力旋转拭子取样。

3)眼部:分别用拭子(无菌生理盐水预湿)绕结膜取样,将拭子涂抹在两个玻片上染色。眼部标本建议在床旁直接接种或涂片。

(4)采集量:尽可能多取。

(5)标本运送:耳部标本常温条件下 2 小时内送至实验室。眼部标本应在 15 分钟内送至实验室。

(縻琛蓉 倪语星)

▶ **参考文献**

[1]倪语星,尚红.临床微生物学检验.5 版.北京:人民卫生出版社,2012.

[2]李小寒,尚少梅.基础护理学.5 版.北京:人民卫生出版

社,2012.

[3] Manual of Clinical Microbiology. 11th ed. American society for Microbiology,2015.

[4] 童明庆. 临床检验标本采集送检手册. 北京:人民卫生出版社,2010.

[5] 国家卫健委. 临床微生物学检验标本的采集和转运,2018. [2022-02-10]. http://www. nhc. gov. cn/wjw/s9492/201812/f1 c15b1b58bc45729f8f9afc164b7805. shtml.

# 第二节　革兰氏阳性菌药物敏感性试验

## 一、药敏试验指征

1. 对任何感染的可疑病原菌,若不能从该菌的种属特征可靠地推知其对抗菌药物的敏感性,需要进行药敏试验。

2. 当发现对常用抗菌药物产生耐药的菌种时,需要进行药敏试验。

3. 感染是由公认的对某一高效药物敏感的微生物引起,常规不需要进行药敏试验。如 A 群和 B 群链球菌感染不需要常规做青霉素、其他 β- 内酰胺类及万古霉素的敏感试验。但是,当链球菌感染来自对青霉素过敏的患者,就需要检测这些菌株对红霉素或其他大环内酯类的耐药性。

4. 如果用临床标本直接做药敏试验,分离到纯种菌后按标准方法重做第二次。

5. 当感染的性质不清楚、标本内含数种混合生长的细菌或正常菌群,而且这些细菌与感染的关系很小时,通常不必做药敏试验,因为试验结果可能会误导临床治疗。

6. 同一患者连续分离培养出的同一种细菌,若最初药敏试验显示为敏感株,随后临床出现可疑的耐药反应,需重复进行药敏试验。尤其是对一些耐药性容易改变的菌种应特别注意,如用喹诺酮类治疗葡萄球菌属感染,治疗过程中可能发生耐药。

## 二、常规抗菌药物的选择和报告

### (一)选择抗菌药物时应考虑的因素

1. 药敏试验所选用的抗菌药物应包含于本单位的处方集中。

2. 临床微生物实验室所服务的医疗机构的类型、规模及患者的构成不同,其药敏试验的要求也不同。如在大型三级医院以免疫力低下和慢性重症住院患者为主,与主要以门诊、急诊患者为主的一级医院相比,更容易分离到高耐药性的致病菌,所以在进行常规药敏试验时前者需要选择抗菌谱更广的药物。

3. 菌种类型不同,在药敏试验中对抗菌药物的选择也不同。因为不同菌种的耐药机制可能不同,用于抗感染的最适抗菌药物也不同。

总之,应由临床微生物实验室、药学部门及感染治疗相关部门协商后决定选择最合适的抗菌药物来测试和报告。在进行药敏结果报告时要考虑所选抗菌药物的临床有效性、耐药流行性,尽量减少耐药性的出现,减少花费,提供最佳给药方案。

### (二)美国临床和实验室标准委员会指南

美国临床和实验室标准委员会(CLSI)指南包含了临床微生物实验室对各种革兰氏阳性球菌进行常规药敏试验和报告时的选药指南(表2-1)。根据不同的选择要求分成 A、B、C、U 和 O 等不同的组。

表 2-1　革兰氏阳性球菌常规药敏试验和报告中应考虑的抗菌药物推荐分组（CLSI）

| 组别 | 葡萄球菌属 | 肠球菌属 [d] | 肺炎链球菌 | β-溶血性链球菌 | 甲型溶血性链球菌 |
|---|---|---|---|---|---|
| A 组<br>一级试验，常规报告的抗菌药物 | 阿奇霉素 [a] 或克拉霉素 [a] 或红霉素 [a] | | 红霉素 [a] | 克林霉素 [a] | 氨苄西林、青霉素 |
| | 克林霉素 [a] | | | 红霉素 [a] | |
| | 苯唑西林 [b,c]、头孢西丁 [b,c]（苯唑西林替代试验） | 氨苄西林、青霉素 [e] | 青霉素 [f]（苯唑西林纸片） | 青霉素 [g] 或氨苄西林 [g] | |
| | 青霉素 [b] | | | | |
| | 复方磺胺甲噁唑 | | 复方磺胺甲噁唑 | | |
| B 组<br>一级试验，选择报告的抗菌药物 | 头孢洛林 | 达托霉素 | 头孢吡肟、头孢噻肟、头孢曲松 | 头孢吡肟或头孢噻肟或头孢曲松 | 头孢吡肟、头孢噻肟、头孢曲松 |
| | 达托霉素 | 利奈唑胺、特地唑胺 | 克林霉素 | | |

续表

| 组别 | 葡萄球菌属 | 肠球菌属 d | 肺炎链球菌 | β-溶血性链球菌 | 甲型溶血性链球菌 |
|---|---|---|---|---|---|
| B组 一级试验，选择报告的抗菌药物 | 利奈唑胺、特地唑胺 | | 多西环素 | 万古霉素 | 万古霉素 |
| | 多西环素、四环素、米诺环素 | 万古霉素 | 左氧氟沙星、莫西沙星 | | |
| | | | 美罗培南 | | |
| | 万古霉素 | | 四环素 | | |
| | 利福平 | | 万古霉素 | | |
| | 氯霉素 | 庆大霉素（只用于筛选高水平耐药株） | 阿莫西林，阿莫西林-克拉维酸 | 头孢洛林 | 头孢洛扎-他唑巴坦 |
| | | | 头孢呋辛 | 氯霉素 | 氯霉素 |
| C组 补充试验，选择报告的抗菌药物 | 环丙沙星或左氧氟沙星、莫西沙星 | 链霉素（只用于筛选高水平耐药株） | 头孢洛林 | 达托霉素 | 克林霉素 |
| | | 达巴万星 | | | 红霉素 |
| | 庆大霉素 | 奥利万星 | 氯霉素 | 左氧氟沙星 | |
| | 达巴万星 | 特拉万星 | 厄他培南、亚胺培南 | | 利奈唑胺、特地唑胺 |

续表

| 组别 | 葡萄球菌属 | 肠球菌属ᵈ | 肺炎链球菌 | β-溶血性链球菌 | 甲型溶血性链球菌 |
|---|---|---|---|---|---|
| C组 补充试验，选择报告的抗菌药物 | 奥利万星 | 特拉万星 | 利奈唑胺 | 利奈唑胺、特地唑胺 | 达巴万星、奥利万星、特拉万星 |
|  | 特拉万星 |  | 利福平 | 达巴万星、奥利万星、特拉万星 |  |
| U组 补充试验，用于泌尿道的抗菌药物 | 呋喃妥因 | 环丙沙星、左氧氟沙星 |  |  |  |
|  | 磺胺异噁唑 | 磷霉素 |  |  |  |
|  | 甲氧苄啶 | 呋喃妥因 |  |  |  |
|  |  | 四环素 |  |  |  |

注：表中同一框内为类似的药物。同一框内药物的结果解释和临床效果都很相似，因此不必重复试验，而"或"字表示一组相关的药物，共抗菌谱和结果解释几乎完全相同，所以通常在每个小框中只选择一种药物进行试验。

ᵃ：分离于泌尿道的菌株不常规报告。

ᵇ：对青霉素敏感的葡萄球菌，对临床治疗葡萄球菌感染具有疗效的其他β-内酰胺类药物也敏感。青霉素耐药葡萄球菌，对青霉素酶不稳定的青霉素类耐药。除具有抗 MRSA 活性的新的头孢菌素外，对苯唑西林耐药的葡萄球菌对所有 β-内酰胺类药物均耐药。因此，仅测试青霉素和头孢西丁或苯唑西林两者中任一种，则可推测对各种 β-内酰胺类药物的敏感或耐药性。除具有抗 MRSA 活性药物外，不建议常规测试其他 β-内酰胺类药物。

c. 头孢西丁纸片扩散法或 MIC 试验结果可用于预报金黄色葡萄球菌和路登葡萄球菌分离株是否存在 mecA 介导的苯唑西林耐药。对凝固酶阴性葡萄球菌（除路登登葡萄球菌外）检测 mecA 介导的苯唑西林耐药，首选方法是头孢西丁纸片扩散法。头孢西丁为苯唑西林耐药检测的替代品，根据头孢西丁纸片结果来报告苯唑西林敏感或耐药。假如测试对青霉素酶稳定的青霉素，首选苯唑西林，其结果适用于其他对青霉素酶稳定的青霉素类。

d. 对于肠球菌属、头孢菌素类、氨基糖苷类（仅筛选高水平耐药性）、复方磺胺甲噁唑和克林霉素在体外可能有活性，但在临床上耐药，所以不能报告对这些药物敏感。

e. 对青霉素敏感而产 β-内酰胺酶的肠球菌，可预报其对氨苄西林、阿莫西林、氨苄西林-舒巴坦、阿莫西林-克拉维酸、哌拉西林和哌拉西林-他唑巴坦敏感。然而，对氨苄西林敏感肠球菌不能推测其对氨苄西林和链霉素高水平耐药。假如需要青霉素结果，必须对青霉素进行测试。Rx：严重肠球菌感染，如心内膜炎，应用青霉素或氨苄西林，除非证明其对庆大霉素和链霉素高水平耐药，可用氨苄西林（敏感株）加一种氨基糖苷类进行联合治疗；上述药物联合对肠球菌可起到协同杀菌效果。

f. 对脑脊液中分离的青霉素敏感链球菌，应用可靠的 MIC 试验测试才常规报告青霉素和头孢噻肟或头孢曲松或美罗培南的敏感性试验结果；也可以用 MIC 试验或纸片法测万古霉素的敏感性。从其他部位分离的敏感株，可用苯唑西林纸片筛选试验。如果抑菌圈直径 ≤19mm，应测定青霉素、头孢噻肟、头孢曲松或美罗培南的 MIC。

g. 治疗 β-溶血链球菌的首选药物是青霉素和氨苄西林。由于在 β-溶血链球菌中较少见非敏感株（青霉素 MIC>0.12mg/L 和氨苄西林 MIC>0.25mg/L），在化脓链球菌中未见报道，因此，美国 FDA 批准青霉素和其他 β-内酰胺类药物用于 β-溶血链球菌感染的治疗，临床常规工作中不需要对这些药物执行药敏试验。假如测试时发现任何 β-溶血链球菌非敏感株，应对菌株进行重新鉴定、重新试验，当检测为非敏感株时应应参考实验室进一步确证。

A 组：一级试验、常规报告的抗菌药物。包括对特定菌群常规的、首选试验组合及需要常规结果报告的药物。

B 组：一级试验、选择报告的抗菌药物。可用于首选试验，但只是选择性地报告，如当细菌对 A 组同类药物耐药时可以选用。报告指征包括：特定的标本来源；多种细菌感染；多部位感染；对 A 组药物过敏、耐受或无效的病例；或以感染控制为目的时需要添加报告 B 组药物。

C 组：补充试验、选择报告的抗菌药物。包括替代性或补充性抗菌药物，可在以下情况进行试验：某些医院局部或广泛流行对数种基本药物（特别是对同类的，如 β- 内酰胺类）耐药的菌株；治疗对基本药物过敏的患者；治疗少见菌株感染；或以流行病学为目的的向感染控制部门报告。

U 组：补充试验、用于泌尿道的抗菌药物。包括某些仅用于或首选用于治疗泌尿道感染的抗菌药物（如呋喃妥因和某些喹诺酮类药物）；其他感染部位分离的病原菌不用常规报告此组药物。对于特殊尿道病原菌，具有广泛适应证的其他药物可纳入 U 组。

O 组（"其他"）：包括对该菌群有临床适应证，但在美国一般不作为常规试验和报告的药物。

## 三、药敏试验报告方式

目前药敏试验结果的报告形式分三种：解释性分类报告（即 S：敏感，I：中介，R：耐药）、定量（MIC）和定性（抑菌圈直径）报告。

1. 敏感（susceptible，S） 指当对感染部位使用推荐剂量时，MIC 小于等于敏感折点或抑菌圈直径大于等于敏感折点的菌株，通常可被抗菌药物所达到的浓度水平所抑制,产生可能的临床疗效。

2. 剂量依赖敏感(susceptible-dose dependent,SDD) 指分离株的敏感性依赖于对患者的用药方案。对于药敏试验结果(MIC或抑菌圈直径)在SDD范围内的分离株,为使血药浓度达到临床疗效,采用的给药方案(即较高剂量、增加用药频率,或两者)的药物暴露应高于常规敏感折点的剂量。由于较高的药物暴露对SDD分离株可达到最高的覆盖率,应考虑到许可的最大剂量给药方案。应考虑药品说明书上所写的药物推荐剂量并按不同脏器功能进行调整。注:当文献支持且广泛应用于临床和/或经批准的剂量远高于用以计算的敏感折点的剂量,同时有足够的数据支持并对这些数据有充分的评估时,可设置SDD类别。SDD还作为测试方法固有变异的缓冲区,以防止微小的、未受控制的技术因素导致解释上的重大差异,特别是对那些毒性范围窄的药物。

3. 中介(intermediate,I) 指抗菌药物MIC接近血液和组织中通常可达到的浓度,和/或疗效低于敏感菌株。注:"中介"分类表示药物在机体生理浓集部位有效或用药剂量高于正常剂量时获得临床疗效。另外,中介还作为测试方法固有变异的缓冲区,以防止微小的、未受控制的技术因素导致较大的错误结果,特别是对那些毒性范围窄的药物。

4. 耐药(resistant,R) 指MIC高于或抑菌圈直径小于耐药折点的菌株不能被常规剂量抗菌药物达到的浓度所抑制和/或MIC或抑菌圈直径落在某些特殊的微生物耐药机制范围,以及在治疗研究中表现为抗菌药物对菌株的临床疗效不可靠。

5. 非敏感(nonsusceptible,NS) 由于没有耐药菌株或耐药菌株罕见,此分类特指仅有敏感折点的分离株。分离株 MIC 高于或抑菌圈直径低于敏感折点时，应报告非敏感。注：①非敏感的分离菌并不意味一定具有某种耐药机制。在敏感折点建立之后，野生型菌株中可能会碰到 MIC 高于敏感折点但缺乏耐药机制的情况。②描述中介和耐药分类的细菌／药物组合时，不能使用"非敏感"。中介或耐药菌株应被分类为"不敏感"，而不是"非敏感"。

## 四、药敏试验方法

### （一）纸片扩散法

【原理】在琼脂上接种待测菌后，将含有定量抗菌药物的纸片贴在琼脂表面，纸片中的药物在琼脂中扩散；随着扩散距离的增加，抗菌药物的浓度降低，在纸片周围形成浓度梯度。过夜培养后待测菌在纸片周围一定距离开始生长，形成透明的抑菌圈。抑菌圈的大小可反映细菌对所测定药物的敏感程度，并与抗菌药物的 MIC 呈负相关，即 MIC 越小，抑菌圈直径越大。

【适用范围】纸片扩散法是最为简便、经济、选药灵活的药敏测定方法，目前在临床微生物实验室应用比较广泛。但此方法只适用于大多数生长速度较快的需氧菌。对于某些菌种（如李斯特菌属、厌氧菌等），由于需要的培养基特殊、孵育环境的不同，或者菌株间生长速率的差异较大等原因，尚没有标准的纸片扩散法操作程序及判定折点，因此必须测定 MIC。

【注意事项】

（1）在操作过程中，应尽量挑取单一菌落，防止不同菌种间的污染。

（2）配制菌悬液浓度应适当，一般要求 0.5 麦氏浊度。

（3）不同菌种、不同药物的孵育时间、孵育温度和

$CO_2$ 环境的需求略有不同,应严格按照指南文件推荐的条件进行。

(4)不同标本来源,所选取的抗菌药物组合会略有不同,如尿液、脑脊液等。

(5)该方法得到的是抑菌圈直径,不是 MIC,故对临床治疗的指导作用不如 MIC 更加直观可靠。

(6)一般情况下,如果抑菌圈内有散在菌落或出现双圈现象,需检查细菌纯度,必要时需重复试验;如果菌种是纯的,量取抑菌圈直径时不应包含圈内的散在菌落或量取内圈直径,但是嗜麦芽窄食单胞菌测定复方磺胺甲噁唑时,如果可见抑菌圈边缘,应忽略圈内生长;肠杆菌目测定氨苄西林、氨苄西林 - 舒巴坦、阿莫西林 - 克拉维酸时,应忽略内圈生长;大肠埃希菌测定磷霉素及美洛西林时,应忽略抑菌圈内散在菌落,读取外圈边缘。

(7)对于变形杆菌属细菌,应忽略迁徙生长,读取生长抑制区域。

**(二)琼脂稀释法**

【原理】琼脂稀释法是将不同浓度的药物混匀于琼脂平板培养基中,采用多点定量接种器接种细菌,经孵育后观察细菌生长情况,MIC 为抑制细菌生长的琼脂平板所含的最低药物浓度。

【适用范围】琼脂稀释法可得到定量的 MIC,可用于没有纸片扩散法折点的菌种和药物、新抗菌药物的体外抗菌活性测定,以及有关耐药性与耐药机制的科学研究。

【注意事项】①新制备的含药 Mueller-Hinton 琼脂(MHA)平板可当天使用或密封于塑料袋中 4~8℃保存,对一些不稳定的抗菌药物,如亚胺培南、头孢克洛、克拉维酸复合制剂、氨苄西林、甲氧西林等应尽可能使用新鲜平皿;②接种菌量对药敏结果 MIC 可产生明显影响,对琼脂稀释法来说最终的接种量为每点 $1 \times 10^5$ cfu;③不适用于达托霉素的药敏测定。

**(三)肉汤微量稀释法**

【原理】肉汤微量稀释法是将含不同浓度的药物混匀于阳离子调节肉汤中,接种细菌并经孵育后观察细菌生长情况,MIC 为抑制细菌生长的最低药物浓度。

【适用范围】肉汤微量稀释法可得到定量的 MIC,可用于没有纸片扩散法折点的菌种和药物、新抗菌药物的体外抗菌活性测定,以及有关耐药性与耐药机制的科学研究。

【注意事项】①新制备的含药 96 孔药敏板可当天使用或密封于塑料袋中 −70℃保存,对一些不稳定的抗菌药物,如亚胺培南、头孢克洛、克拉维酸复合制剂、氨苄西林、甲氧西林等应尽可能现配现用;②接种菌量对药敏结果 MIC 可产生明显影响,肉汤微量稀释法最终的接种量为 $10^5$ cfu;③不适用于磷霉素的药敏测定。

**(四)自动化药敏检测系统**

【原理】基于肉汤稀释法,实现微生物孵育与检测的一体化。采用比浊法检测液体培养基中细菌的生长状况或者检测特殊培养基中荧光基质的水解作用。若细菌生长受抗菌药物抑制,则相应孔位浊度降低;不受抑制则孔位浊度增加。

【适用范围】自动化药敏检测系统适用于临床微生物室常规检测,近年来应用有增多趋势,相对于纸片扩散法,能获得 MIC 结果,同时节省劳动力。系统携带的药敏专家系统具有自动化、智能化、标准化等优势,并与实验室信息系统连接。专家系统可以对所得药敏结果进行自动验证,识别异常表型,提示试验中可能出现的技术错误,以便实验室工作人员进行确认。专家系统还能通过微生物药敏谱预测被检测细菌可能的耐药机制,方便实验室修正药敏报告,正确指导临床治疗。目前,国内常用的药敏检测系统有 Vitek2compact、Phoenix100 等。

【注意事项】①细菌生长孔位出现云雾状浊度或片状沉淀物时,可被自动化阅读仪遗漏,导致结果错误;②荧光法比浊度法更为灵敏,但由于荧光检测技术是间接的,检测结果可能受细菌对荧光底物的代谢能力等因素的影响;③为更快得到药敏试验结果,自动化药敏检测系统对标准药敏试验方法进行了改良,如提高接种细菌的浓度、使用特殊生长培养基等,以加快细菌生长或利于细菌耐药检测;④自动化药敏检测系统具有的抗菌药物种类、数量相对固定,检测的 MIC 范围较窄,某些药物折点改变不能及时更新,药敏专家系统升级延迟等缺陷。

### (五)浓度梯度法

【原理】浓度梯度法(E-test 法)是一种结合稀释法和扩散法原理对药物 MIC 直接定量检测的药敏试验技术。常用的浓度梯度法试条是一条 5mm × 50mm 的无孔试剂载体,一面固定有一系列预先制备的、浓度呈连续指数增加的抗菌药物,另一面有标明读数的刻度。

【适用范围】浓度梯度法适用范围广泛,操作简便,可直接获得菌株的 MIC 结果。但价格较高,临床实验室主要作为其他药敏检测方法的补充,例如,仅有 MIC 折点而无纸片扩散法折点,纸片扩散法不适用仅能进行 MIC 测定或需要在全自动药敏检测结果的基础上单独增加某种药物的药敏试验。此方法也用于科研工作。

【注意事项】①需要严格根据说明书对特殊菌属(如变形杆菌属)、药物(替加环素等)的结果进行正确判读;②浓度梯度法与标准肉汤稀释法获得的 MIC 结果呈高度相关性,标准肉汤稀释法的 MIC 折点同样适用于浓度梯度法。

(孙景勇　倪语星)

▶ **参考文献**

［1］Clinical and Laboratory Standards Institute. Performance standards of antimicrobial susceptibility testing:Thirty-one informational supplement. CLSI document M100-S30, Wayne:CLSI,2021.［2022-02-10］. https://clsi. org/standards/products/microbiology/companion/using-m100/.

［2］孙安民,王亚强,王伟,等. 临床分离金黄色葡萄球菌的药物敏感性分析. 中华医院感染学杂志,2016,26(2):272-273,279.

［3］孙宏莉,徐英春,罗燕萍,等. 2015 年全国 VITEK-2 细菌药敏检测系统药敏试验结果准确性调查研究. 中华医院感染学杂志,2016,26(10):2161-2165.

## 第三节　革兰氏阳性菌耐药表型或基因型的检测

### 一、金黄色葡萄球菌

#### (一)耐甲氧西林金黄色葡萄球菌

1. 定义　苯唑西林最低抑菌浓度(MIC>2mg/L)、*mecA* 基因或 *mecC* 基因阳性的金黄色葡萄球菌被定义为 MRSA。

2. 耐药机制　青霉素结合蛋白是细胞壁合成时

必需的转肽酶,同时也是β-内酰胺类抗菌药物结合的靶位,MRSA携带 *mecA* 基因,可编码产生低亲和力的青霉素结合蛋白2a(PBP2a),阻止药物与靶位的结合而造成耐药。

除 *mecA* 外,新发现的 *mecC* 也可介导苯唑西林耐药。*mecC* 介导耐药的菌株对苯唑西林和头孢西丁的耐药程度也在 *mecA* 介导耐药的范围内,但是 *mecC* 介导的耐药菌株不能检出 *mecA* 及其编码产生的PBP2a,建议以基因检测为准。

3. 检测方法 MRSA的检测可采用含 6mg/L 苯唑西林的筛选平板快速筛查,也可通过常规药敏试验(苯唑西林 MIC,头孢西丁 MIC 或纸片法)检测(表2-2),或 *mecA* 及其产物 PBP2a 检测,检测结果阳性提示MRSA。

4. 结果解释 金黄色葡萄球菌或所有凝固酶阴性葡萄球菌如对苯唑西林(或甲氧西林)耐药,则对青霉素类、头孢菌素类(头孢洛林除外)、碳青霉烯类和酶抑制剂合剂均应报告耐药,而不考虑其体外药敏结果。

**(二)耐万古霉素金黄色葡萄球菌**

1. 定义 金黄色葡萄球菌对万古霉素 MIC≥16mg/L 被认为是万古霉素耐药,MIC 4~8mg/L 为中介,MIC≤2mg/L 为敏感。

2. 耐药机制 葡萄球菌细胞壁糖肽链的结构中有一段由4个氨基酸组成的短肽,在糖肽链的交联中起重要作用。4肽的末端有2个重复氨基酸(D-丙氨酸-D-丙氨酸),是万古霉素结合的靶位,由 *vanA* 基因介导的4肽末端(D-丙氨酸-D-丙氨酸)改变为D-丙氨酸-D-乳酸,形成万古霉素低亲和力靶位,与万古霉素结合的亲和力下降1 000倍。

表 2-2　常规药敏试验（苯唑西林 MIC 和头孢西丁 MIC）检测 MRSA

| 抗微生物药物 | 所对应的葡萄球菌 | 纸片含量 | 解释分类和抑菌圈直径折点 /mm | | | | 解释分类和 MIC 折点 / (μg/ml) | | | |
| --- | --- | --- | --- | --- | --- | --- | --- | --- | --- | --- |
| | | | S | SDD | I | R | S | SDD | I | R |
| 苯唑西林 | 金黄色葡萄球菌和路登葡萄球菌 | — | — | — | — | — | ≤2（苯唑西林） | — | — | ≥4（苯唑西林） |
| | | 30μg 头孢西丁（替代苯唑西林） | ≥22（头孢西丁替代苯唑西林） | — | — | ≤21（头孢西丁） | ≤4（头孢西丁） | — | — | ≥8（头孢西丁） |
| 苯唑西林 | 表皮葡萄球菌 | 1μg 苯唑西林 | ≥18（苯唑西林） | — | — | ≤17（苯唑西林） | ≤0.5（苯唑西林） | — | — | ≥1（苯唑西林） |
| | | 30μg 头孢西丁（替代苯唑西林） | ≥25（头孢西丁替代苯唑西林） | — | — | ≤24（头孢西丁） | — | — | — | — |
| | 假中间葡萄球菌和施氏葡萄球菌 | 1μg 苯唑西林 | ≥18 | — | — | ≤17 | ≤0.5 | — | — | ≥1 |

续表

| 抗微生物药物 | 所对应的葡萄球菌 | 纸片含量 | 解释分类和抑菌圈直径折点/mm | | | | 解释分类和MIC折点/(μg/ml) | | | |
|---|---|---|---|---|---|---|---|---|---|---|
| | | | S | SDD | I | R | S | SDD | I | R |
| 苯唑西林 | 其他葡萄球菌,除外金黄色葡萄球菌,路邓葡萄球菌,表皮葡萄球菌,假中间葡萄球菌和施氏葡萄球菌 | 30μg头孢西丁(替代苯唑西林)(头孢西丁) | ≥25(头孢西丁) | — | — | ≤24(头孢西丁) | ≤0.5(苯唑西林) | — | — | ≥1(苯唑西林) |

注:1. 苯唑西林纸片法检测金黄色葡萄球菌和路邓葡萄球菌结果不可靠。

2. 在 CAMHB 肉汤或无添加物 MHA 平板上生长不良的金黄色葡萄球菌(如小菌落变异体)在其他培养基(如血 MHA 平板)上检测 mecA 介导的结果不可靠。检测 PBP2a 时应使用诱导生长(即使用 5% $CO_2$ 环境孵育 24 小时后,选择血 MHA 平板或血琼脂平板上头孢西丁纸片抑菌圈边缘的菌落)或直接检测 mecA(表 2-3)。

3. 头孢西丁 MIC 检测表皮葡萄球菌 mecA 介导的耐药,结果不可靠。

4. 头孢西丁 MIC 或纸片法检测假中间葡萄球菌和施氏葡萄球菌 mecA 介导的耐药菌,结果不可靠。

5. 苯唑西林 MIC 的折点可能低估了其耐药性,某些苯唑西林 MIC 在 1~2μg/ml 的菌株,mecA 可为阴性。分离自严重感染者的苯唑西林 MIC 在 1~2μg/ml 的菌株,可检测 mecA 或 PBP2a。mecA 或 PBP2a 阴性的菌株应报告甲氧西林(苯唑西林)敏感。

### 表 2-3 苯唑西林琼脂稀释法检测 MRSA

| 筛选试验 | 苯唑西林耐药 |
| --- | --- |
| 培养基 | 含 NaCl 的 MHA 平板（4%W/V；0.68mol/L） |
| 抗菌药物含量 | 6mg/L 苯唑西林或 10mg/L 甲氧西林 |
| 接种 | 直接菌落悬液约 0.5 麦氏比浊管，用拭子浸润菌悬液后，在平板表面点种或划线 |
| 培养条件 | 35℃空气 |
| 培养时间 | 24 小时，对于甲氧西林 / 苯唑西林耐药的凝固酶阴性葡萄球菌，孵育 48 小时后再检测最为可靠 |
| 结果 | >1 个菌落 = 耐药 |
| 推荐质控菌 | 金黄色葡萄球菌 ATCC29213- 敏感，金黄色葡萄球菌 ATCC43300- 耐药 |

3. 检测方法 可用琼脂稀释法、肉汤稀释法或浓度梯度法进行万古霉素的敏感性检测。因为无法很好地区分中介和敏感，所以不推荐用纸片法进行万古霉素的敏感性检测。可用含 6mg/L 万古霉素的平板筛查万古霉素敏感性下降的金黄色葡萄球菌。在此平板上有 1 个以上菌落生长提示万古霉素敏感性下降。但此试验不能可靠地检测所有 VISA，因为万古霉素 MIC 为 4mg/L 的金黄色葡萄球菌无法生长。试验阴性质控菌：粪肠球菌 ATCC29212；阳性质控菌：粪肠球菌 ATCC51299。

4. 结果解释 VRSA 极为罕见，我国尚未有正式报告。金黄色葡萄球菌对万古霉素 MIC>2mg/L 提示临床治疗效果不好，需改用其他备选方案。应该用多种方法重复试验确认细菌鉴定和药敏结果，保留菌株送参考实验室,同时通知临床和感控部门及 CDC 做好消毒隔离工作。

### (三)异质性万古霉素中介金黄色葡萄球菌

1. 定义 金黄色葡萄球菌对万古霉素敏感的群体中含有少量 MIC 4~8mg/L 的亚群,被认为是万古霉素异质性中介。多数出现在使用万古霉素治疗的患者中,可导致万古霉素治疗失败。

2. 耐药机制 不详,可能有多重机制参与,有报道 hVISA 的细胞壁增厚影响药物渗透。也有报道 hVISA 的游离氨基酸残端(D-丙氨酸-D-丙氨酸)增加,可与万古霉素结合,造成万古霉素损耗增加而敏感性下降。

3. 检测方法 使用目前常规的万古霉素 MIC 测定,其 MIC 可能为 1~2mg/L(敏感折点边缘)。CLSI 没有专门针对 hVISA 的检测方法和解释标准。

4. 结果解释 金黄色葡萄球菌对万古霉素的 MIC≥1mg/L,虽然仍在敏感范围之内,但有可能是 hVISA,万古霉素治疗效果不好,有可能失败。

### (四)高水平耐莫匹罗星金黄色葡萄球菌

1. 定义 对高浓度莫匹罗星耐药的金黄色葡萄球菌称为高水平耐莫匹罗星金黄色葡萄球菌。

2. 耐药机制 不详。研究表明高水平耐莫匹罗星菌株有一个 54kb 的质粒携带 mupA 基因,从而导致莫匹罗星的高水平耐药;而莫匹罗星的低水平耐药与 ileS 基因第 1 762 位碱基 G 突变为 T(G1762T)密切相关。

3. 检测方法 可用纸片扩散法或肉汤微量稀释法检测。纸片扩散法采用 200μg 莫匹罗星纸片,没有任何抑菌圈表示高水平莫匹罗星耐药,有任何大小的抑菌圈都不能认为高水平莫匹罗星耐药。肉汤微量稀释法单孔内需含有 256mg/L 莫匹罗星,生长则表示高水平莫匹罗星耐药。纸片扩散法阴性质控菌:金黄色葡萄球菌 ATCC25923;阳性质控菌:金黄色葡萄球菌 ATCC BAA-1708。肉汤微量稀释法阴性质控菌:金黄色葡萄球菌 ATCC29213 或粪肠球菌 ATCC29212;阳性质控菌:金黄色葡萄球菌 ATCC BAA-1708。

4. 结果解释　莫匹罗星常用于鼻腔携带 MRSA 者去定植,对高水平耐莫匹罗星金黄色葡萄球菌该法无效。

### (五)葡萄球菌对克林霉素的诱导性耐药

1. 定义　对大环内酯类耐药的葡萄球菌可能对克林霉素也耐药,但有可能在药敏试验中表现为克林霉素敏感,只有在红霉素的影响下才表现出来克林霉素耐药称为克林霉素诱导性耐药。

2. 耐药机制　葡萄球菌通过 *erm* 基因编码的 23S rRNA 甲基化改变而造成耐药,称为 MLSB 耐药,该菌用红霉素和克林霉素治疗均无效,但常规药敏试验结果可能显示对红霉素耐药而对克林霉素敏感,需要用克林霉素诱导耐药试验(D 试验)与另一种由 *msrA* 基因编码的只对大环内酯类耐药而对克林霉素敏感的机制相区别。

3. 检测方法　用 MHA 平板或血平板进行纸片相邻试验,对于葡萄球菌,距红霉素纸片(每片 15μg)边缘 15~26mm 处放置克林霉素纸片(每片 2μg)来进行检测;对于 β- 溶血性链球菌,将克林霉素纸片(每片 2μg)和红霉素纸片(每片 15μg)贴在相邻的位置,纸片边缘相距 12mm。(35 ± 2)℃空气孵育 16~18 小时后,克林霉素抑菌圈不出现"截平"现象,应报告分离株对其敏感。邻近红霉素纸片侧克林霉素抑菌圈出现"截平"现象(称为"D"抑菌圈),提示存在诱导性克林霉素耐药。若采用肉汤微量稀释法,则在同一孔中含有 4μg/ml 红霉素和 0.5μg/ml 克林霉素,(35±2)℃空气孵育 18~24 小时后,任何生长提示耐药。D 试验阴性质控菌:金黄色葡萄球菌 ATCC BAA-976;阳性质控菌:金黄色葡萄球菌 ATCC BAA-977。

4. 结果解释　D 试验阳性应报告分离株对克林霉素耐药,在报告中应注明"通过诱导克林霉素耐药试验,推测此菌株对克林霉素耐药";若 D 试验阴性,则应报告菌株对克林霉素敏感。

## 二、耐青霉素肺炎链球菌

1. 定义　青霉素 MIC≥8μg/ml(非脑膜炎)或者 MIC≥0.125μg/ml(脑膜炎)的肺炎链球菌为 PRSP。

2. 耐药机制　由 PBP 突变导致的靶位改变。肺炎链球菌对 β- 内酰胺类的耐药主要与 PBP2x、PBP2b 和 PBP1a 的突变有关。其中 PBP2x 的突变与头孢菌素类的 MIC 升高有关,PBP2b 和 PBP1a 的突变可导致青霉素和头孢菌素类 MIC 的升高。PBP 单一位点的变异无法导致肺炎链球菌对 β- 内酰胺类的耐药,随着各位点的变异增多,肺炎链球菌对 β- 内酰胺类的 MIC 也逐渐上升。往往先出现 PBP2b 的变异,在基础上增加 PBP1a 和 PBP2x 的变异,从而进一步增加了肺炎链球菌对 β- 内酰胺类的耐药性。

3. 检测方法　如采用纸片扩散法,菌种接种于含 5% 绵羊血的 MHA 平板,贴含 1μg 苯唑西林的纸片,(35±2)℃、5% $CO_2$ 的条件下孵育 20~24 小时后观察抑菌圈直径。≥20mm 报告敏感,≤19mm 需用稀释法检测青霉素的 MIC 来确定是 PISP 或 PRSP。亦可采用肉汤微量稀释法、琼脂稀释法或浓度梯度法直接测定青霉素的 MIC。

4. 结果解释 对 1μg 苯唑西林纸片的抑菌圈直径≥20mm 为青霉素敏感肺炎链球菌（PSSP），表示对青霉素、头孢菌素、碳青霉烯类等 β-内酰胺类抗菌药物敏感；≤19mm，检测青霉素的 MIC，非脑膜炎患者分离株 MIC≤2mg/L 为敏感（PSSP），4mg/L 为中介（PISP），≥8mg/L 为耐药（PRSP）。脑膜炎患者分离株 MIC≤0.06mg/L 为敏感（PSSP），≥0.125mg/L 为耐药（PRSP）。

## 三、肠球菌

### （一）耐万古霉素肠球菌

1. 定义 万古霉素纸片（30μg/片）的抑菌圈直径≤14mm 或万古霉素 MIC≥32mg/L 的肠球菌被认为是 VRE。

2. 耐药机制 肠球菌细胞壁糖肽链的结构中有一段由 4 个氨基酸组成的短肽，在糖肽链的交联中起重要作用。4 肽的末端有 2 个重复氨基酸（D-丙氨酸-D-丙氨酸），是万古霉素结合的靶位，由 *vanA* 基因介导的 4 肽末端（D-丙氨酸-D-丙氨酸）改变为 D-丙氨酸-D-乳酸，形成万古霉素低亲和力靶位，与万古霉素结合的亲和力下降 1 000 倍。

3. 检测方法

（1）琼脂稀释法：取 1~10μl 的 0.5 麦氏浊度的菌悬液滴加于琼脂表面。或者用棉拭子蘸取菌液，挤掉多余液体后涂成一个直径 10~15mm 的区域或划线接种平板一小区域。空气环境（35±2）℃孵育 24 小时后查看结果，>1 个菌落推测对万古霉素耐药。BHI 琼脂测定万古霉素的 MIC 和动力试验及色素产生将有助于区别万古霉素获得性耐药（如 *vanA* 和 *vanB*）与固有、中介水平耐药（如 *vanC*），例如鹑鸡肠球菌和铅黄肠球菌在万古霉素筛选平板上常可生长。与其他肠球菌相比,鹑鸡肠球菌和铅黄肠球菌的万古霉素 MIC 8~16μg/ml(中介)区别于感染预防目的的 VRE。琼脂稀释法阴性质控菌:粪肠球菌 ATCC29212;阳性质控菌:粪肠球菌 ATCC51299。

(2)纸片法:用 30μg 万古霉素纸片,需要孵育足 24 小时(而不是 16~18 小时)后观察抑菌圈直径。仔细查看抑菌圈,如有任何小菌落或薄膜出现均报告为耐药。如果出现中介结果,必须用 MIC 试验确定。

4. 结果解释　有临床意义的肠球菌主要是粪肠球菌和屎肠球菌,根据对万古霉素和替考拉宁耐药的程度可进一步区分为 *vanA*、*vanB*、*vanC*、*vanD* 等,对万古霉素的 MIC≥64mg/L 为高水平耐药,*vanA* 型对万古霉素和替考拉宁均高水平耐药,*vanB* 型对万古霉素低水平至高水平耐药,对替考拉宁敏感,*vanC* 及以后各型对万古霉素低水平耐药,对替考拉宁敏感。

**(二)氨基糖苷类高水平耐药肠球菌**

1. 定义　对高浓度庆大霉素或链霉素耐药的肠球菌称为氨基糖苷类高水平耐药肠球菌(HLAR)。

2. 耐药机制　肠球菌产生的氨基糖苷类修饰酶(AME)造成氨基糖苷类结构改变而失去抗菌活性是 HLAR 的主要耐药机制。其中 *N*- 乙酰转移酶(AAC)、*O*-核苷转移酶(ANT)和氨基糖苷磷酸转移酶(APH)是参与耐药表达的主要修饰酶。

3. 检测方法　可用高浓度庆大霉素或链霉素筛查 HLAR 肠球菌(表 2-4)。

4. 纸片法　可用高浓度的庆大霉素(120μg/ml)和链霉素(300μg/ml)纸片筛选 HLAR,无抑菌圈为耐药,抑菌圈≥10mm 为非 HLAR,对于抑菌圈在 7~9mm 的菌株需用稀释法筛选试验复查。无须再用其他氨基糖苷类抗菌药物做药敏试验,因为对肠球菌的活性不会优于庆大霉素或链霉素。

表 2-4　稀释法筛查 HLAR

| 筛选试验 | 庆大霉素 HLAR | 链霉素 HLAR |
|---|---|---|
| 抗菌药物含量 | 500μg/ml | 肉汤 1 000μg/ml<br>琼脂 2 000μg/ml |
| 接种 | 液体生长法或直接菌落法至 0.5 麦氏比浊管<br>琼脂:10μl;0.5 麦氏比浊管悬液点种在琼脂表面<br>肉汤:推荐标准肉汤稀释法 | 液体生长法或直接菌落法至 0.5 麦氏比浊管<br>琼脂:10μl;0.5 麦氏比浊管悬液点种在琼脂表面<br>肉汤:推荐标准肉汤稀释法 |
| 孵育条件 | 35℃空气 | 35℃空气 |
| 孵育时间 | 24 小时 | 24~48 小时(如孵育 24 小时为敏感时,需继续孵育) |
| 结果 | 琼脂:>1 个菌落 = 耐药<br>肉汤:任何生长 = 耐药<br>耐药:不能和作用于细胞壁的药物协同(如氨苄西林、青霉素、万古霉素)<br>敏感:可以和敏感的作用于细胞壁的药物协同(如氨苄西林、青霉素、万古霉素) | 琼脂:>1 个菌落 = 耐药<br>肉汤:任何生长 = 耐药<br>耐药:不能和作用于细胞壁的药物协同(如氨苄西林、青霉素、万古霉素)<br>敏感:可以和敏感的作用于细胞壁的药物协同(如氨苄西林、青霉素、万古霉素) |

续表

| 筛选试验 | 庆大霉素 HLAR | 链霉素 HLAR |
|---|---|---|
| 质控菌株 | 粪肠球菌 ATCC29212-敏感 | 粪肠球菌 ATCC29212-敏感 |
| | 粪肠球菌 ATCC51299-耐药 | 粪肠球菌 ATCC51299-耐药 |

5. 结果解释　氨基糖苷类抗菌药物不得单独用于治疗肠球菌感染,需要与作用于细胞壁的抗菌药物联合使用,如果检测结果不是 HLAR,表明可以与作用于细胞壁的抗菌药物联合使用,反之如果是 HLAR,表明不能与作用于细胞壁的抗菌药物联合使用。

## 四、耐药革兰氏阳性菌的快速检测

### (一)直接涂片检查

细菌标本经染色后,除能清楚地看到细菌的形态、大小、排列方式外,还可以根据染色反应将细菌进行分类,因此标本直接染色检查在感染的初步鉴定中应用最广,起着非常重要的作用。

采样时应采集患者 2 份标本,一份用作培养,另一份用作涂片,经染色后进行显微镜检查,涂片直接镜检的目的是判断痰标本是否合格,同时为临床提供快速、初步的检验结果。本法简便、报告迅速、无须特殊药品和器材等。最常用的是革兰氏染色法,可报告革兰氏阳性球菌或革兰氏阴性菌或真菌,结合临床资料,有一定的诊断参考价值。如血培养阳性后,可通过标本直接涂片,快速向临床分级报告,如找到革兰氏阳性球菌,形似葡萄球菌、链球菌、肺炎链球菌等。

## （二）显色培养基快速检测

显色培养基能使耐药革兰氏阳性球菌的分离、培养和鉴定同步完成，可缩短检验周期，达到快速检测的目的，选择性和特异性高，可用于耐药革兰氏阳性球菌的主动筛查，快速发现，及时消毒隔离阻止传播，有助于医院感染的预防控制。

目前针对革兰氏阳性球菌中耐药菌检测的商品化显色培养基有 MRSA 的显色培养基如 chromID MRSA和 VRE 的显色培养基如 chromID VRE。

1. chromID MRSA　MRSA 菌株可产生 α- 葡萄糖苷酶，在添加头孢西丁的 chromID MRSA 培养基上，菌落可自发产生绿色。凡是在此培养基上能够生长、形态和颜色符合的菌落可直接鉴定 MRSA。

2. chromID VRE　chromID VRE 含两种产色底物（α- 糖苷酶和 β- 半乳糖苷酶）和万古霉素（8mg/L），因此可特异性和选择性地分离、鉴定 VRE。标本接种经孵育 24 小时后，凡是在此培养基上能够生长的即可判断为 VRE，可进一步根据菌落的颜色区分粪肠球菌和屎肠球菌，粪肠球菌为蓝绿色，屎肠球菌为紫色；此外，chromID VRE 中含有的选择性成分可抑制天然耐药的肠球菌（如铅黄肠球菌和鹑鸡肠球菌）和大部分革兰氏阳性菌、革兰氏阴性菌及真菌，避免非肠球菌或非致病性肠球菌的干扰。

## （三）聚合酶链式反应（PCR）技术

1. 普通 PCR 技术　利用 PCR 技术检测细菌中的耐药基因是快速检测耐药菌的常用分子生物学方法。革兰氏阳性球菌中常见的耐药基因有介导 MRSA 的 *mecA* 和 *mecC*，介导 VRE 的 *vanA*、*vanB*、*vanC* 和 *vanM*，介导耐莫匹罗星金黄色葡萄球菌的 *mupA* 等。但普通 PCR 的扩增产物容易污染实验室，对实验条件和环境的要求很高,且不能做到定量检测。

2. 荧光定量 PCR 技术　荧光定量 PCR 技术可对上述革兰氏阳性球菌中常见的耐药基因进行定量检测(基因的初始拷贝数),反应快速、重复性好、灵敏度高、特异性强、结果清晰,而且扩增产物是封闭式检测,不会造成实验室污染,因此该技术的应用前景非常广阔。

3. 多重 PCR 技术　多重 PCR 技术是在反应体系中加入多对引物进行 PCR 反应,同时扩增同一 DNA 样本中的不同基因。应用到耐药革兰氏阳性球菌的检测中可同时快速检测不同的耐药基因,可在一台仪器上做到样本处理、DNA 提取、基因扩增和扩增产物的检测一步完成,大大简化了普通 PCR 技术的实验步骤,有望在临床快速诊断中发挥重要作用。

### (四)生物芯片技术

生物芯片是近年来在生命科学领域中迅速发展起来的一项高新技术,它通过微加工技术和微电子技术在固体芯片表面构建微型生物化学分析系统,以实现对细胞、蛋白质、DNA 及其他生物组分的准确、快速、大信息量的检测。常用的生物芯片分为两大类,即基因芯片和蛋白质芯片。

1. 基因芯片　所谓基因芯片就是按特定的排列方式固定有大量基因探针 / 基因片段的硅片、玻片、塑料片。可以通过原位合成或直接点样的方法制备。一张芯片上集成有成千上万密集排列的分子微阵列,能够在短时间内分析大量的生物分子,使人们快速、准确地获取样品中的生物信息,效率是传统检测手段的成百上千倍。病原性细菌诊断芯片可以在一张芯片上同时对多个标本进行多种病原菌的检测,仅用极少量的样品,在极短的时间内提供大量的诊断信息,为临床细菌感染性疾病的诊断提供了一个快速、敏感、高通量平台。随着基因芯片特异性的进一步提高,信号检测灵敏度的增加,样品制备和标记操作的简单化,芯片制备及检测仪器的开发和普及,基因芯片将会在临床实验室得到广泛的应用,一定会在生命科学研究领域发挥出其非凡的作用。

2. 蛋白质芯片 蛋白质芯片就是按特定的排列方式,在经过特殊处理的固相材料表面固定了许多蛋白质分子的硅片、玻片、塑料片。这些蛋白质分子可以是抗原、抗体及配体等,可检测相应的抗体、抗原及蛋白质。

生物芯片作为高通量检测技术,尤其适合检测细菌中多种耐药基因的存在,可以同时检测上百种耐药基因。该方法的特点是高通量、高灵敏度,但是成本较高,目前多用于研究领域。

**（五）质谱技术**

基质辅助激光解析电离飞行时间质谱(MALDI-TOF-MS)是一种微生物鉴定的新技术,目前被批准用于临床微生物检验的质谱仪有 Bruker Biotyper 和 Vitek MS 两种。两者的数据库庞大,鉴定能力强,准确性高,操作简便、快速,已在临床实验室得到广泛应用。

1. 临床分离细菌菌种鉴定 可用于革兰氏阳性菌、革兰氏阴性菌和真菌的鉴定。在革兰氏阳性菌的鉴定方面,常用于葡萄球菌、肠球菌、链球菌和肺炎链球菌等的鉴定,准确率达 95% 以上。

2. 血培养阳性标本直接鉴定 研究证实,血培养阳性标本经富集处理后可直接用 MALDI-TOF-MS 进行鉴定,大大提高鉴定速度,缩短报告时间,为血流感染的快速诊断和及时治疗提供有力支持。

3. 耐药机制检测 用 MALDI-TOF-MS 分析细菌

耐药机制,已有一些研究用质谱技术检测常见耐药革兰氏阳性菌如 MRSA、VRE 的特殊标志物等。可用质谱技术检测 β- 内酰胺酶水解导致的 β- 内酰胺类抗菌药物的耐药性,检测 RNA 甲基化酶导致的氨基糖苷类抗菌药物的耐药性,通过质谱技术将 *SCCmec* 分类以区分 MSSA 和 MRSA、CA-MRSA 等,甚至发现一些特征性的质谱峰可用于鉴别 VISA 和 hVISA。

### （六）宏基因组测序

随着宏基因组测序技术的飞速发展,获得一个物种的全基因组序列已不是困难的事情,特别是相对简单的细菌基因组。宏基因组测序技术的优点是病原谱覆盖广,且可同时对标本中的病原菌及其重要耐药基因同时进行检测,如在检测出肺炎克雷伯菌的同时,检测是否存在对青霉烯类耐药的碳青霉烯酶基因。

（顾飞飞　倪语星）

▶ **参考文献**

［1］郭宇,王辉,赵春江,等.2013 年中国革兰氏阳性球菌多中心耐药监测研究.中华检验医学杂志,2015,38（6）:373-381.

［2］占志平,童俊.无菌体液标本中异质性万古霉素中介金黄色葡萄球菌的流行病学研究.国际检验医学杂志,2015,36（8）:1117-1119.

［3］苗勤,孙莉,黄照国,等.显色培养基在控制耐药菌传播中的应用研究.中华医院感染学杂志,2016,26（1）:49-51.

［4］李科,马珍.实时荧光 PCR 在呼吸道感染耐甲氧西林金黄色葡萄球菌检测中的临床应用.中国微生态学杂志,2015,

27(3):331-334.

[5] 马艳宁,叶丽艳,郭玲,等.基质辅助激光解析离子-飞行时间质谱仪在快速鉴定革兰氏阳性球菌中的应用.中华医院感染学杂志,2015,(6):1215-1217.

[6] Clinical and Laboratory Standards Institute. Performance standards of antimicrobial susceptibility testing;Thirty-one informational supplement. CLSI document M100-S30, Wayne:CLSI,2021.[2022-02-10]. https://clsi. org/standards/products/microbiology/companion/using-m100/.

# 第三章　耐药革兰氏阳性菌感染常用抗菌药物及给药方案

## 第一节　总　　论

革兰氏阳性菌对抗菌药物的耐药严重程度相对于革兰氏阴性菌较低,各类耐药菌包括 MRSA、VRE、PRSP 等均有相对较多的抗菌药物可以选择。治疗临床最常见的耐药革兰氏阳性菌 MRSA 的抗菌药物包括三类:糖肽类、噁唑烷酮类、环脂肽类,这三类抗菌药物也是多重耐药革兰氏阳性菌感染治疗的最常用抗菌药物,三类药物各有特点。其他用于多重耐药革兰氏阳性菌感染的抗菌药物有:甘氨酰环素类的替加环素、复方磺胺甲噁唑(SMZ-TMP)、磷霉素、氨基糖苷类、夫西地酸、利福平等,这些抗菌药物对于轻至中度感染可以单用,也常与其他抗菌药物联合使用。

虽然近 20 年新抗菌药物上市少,但仍有多个对多重耐药革兰氏阳性菌有效的新抗菌药物批准上市,包括新一代糖肽类的达巴万星(dalbavacin,2014 年美国)、奥利万星(oritavacin,2014 年美国),脂肽类的特拉万星(telavancin,2009 年美国),噁唑烷酮类的泰地唑利(tedizolid,2014 年美国;2019 年中国)、康泰唑胺(contezolid,2021 年中国),头孢菌素类的头孢比罗(ceftobiprole,2017 年瑞士;2020 年中国),喹诺酮类的奈诺沙星(nemonoxacin,2015 年中国)、西他沙星(sitafloxacin,2008 年日本;2019 年中国)。

本章对上述各类抗菌药物的特性进行阐述,包括药效学、药动学、临床适应证及不良反应等方面的特性,扼要介绍部分新抗菌药物,重点介绍这些药物对多重耐药革兰氏阳性菌的抗菌活性;药动学特性特别是组织穿透性;评价其在治疗各类耐药菌感染中的临床地位;比较抗菌药物的不良反应如肾毒性,以帮助读者更好地理解耐药革兰氏阳性菌的治疗药物选择和给药方案。本章也介绍了药动学/药效学(PK/PD)的基本知识及其在耐药革兰氏阳性菌中的应用进展,同时对治疗耐药革兰氏阳性菌感染的常用抗菌药物联合方案进行阐述。

(王明贵)

## 第二节 常用抗菌药物

### 一、糖肽类

主要品种有万古霉素、去甲万古霉素和替考拉宁。该类药物通过抑制细菌细胞壁的合成、改变细胞膜通透性以及阻止细菌胞质内 RNA 的合成而杀灭细菌。

【抗菌作用】本类药物主要对革兰氏阳性菌(包括 MRSA、PRSP 和肠球菌属等)有效。我国目前未有 VRSA 报道,VRE 中 *vanA* 型对万古霉素和替考拉宁高度耐药,*vanB* 型和 *vanC* 型常对替考拉宁敏感。

【药动学】此类药物口服不吸收。

万古霉素的分布容积为 0.4~1.0L/kg,血浆蛋白结合率为 10%~50%。组织穿透性依赖炎症反应程度。骨、肺泡上皮细胞衬液和脑脊液通透性差,脑膜炎时通透性增加(由无炎症时的 1% 增加到 5%)。在体内基本不代谢,在给药 24 小时后 80%~90% 以原型经肾消除。

肾功能正常者消除半衰期为 6~12 小时,肾衰竭者可达 7.5 天。

替考拉宁分布容积为 0.6~1.2L/kg,血浆蛋白结合率为 90%~95%,皮肤、骨骼、肾、支气管、肺和肾上腺浓度高,几乎不进入脑脊液[动物(兔)实验表明治疗 MRSA 或耐头孢菌素肺炎链球菌引起的脑膜炎有效]。几乎全部以原型由肾脏排出。肾功能正常的成年人半衰期为 70~100 小时,肾功能障碍时延长。

【临床应用】本类药物主要用于耐药革兰氏阳性菌(包括 MRS、PRSP 及肠球菌属等)所致的严重感染,如血流感染、感染性心内膜炎、骨关节感染、皮肤软组织感染、肺部感染、腹膜炎和脑膜炎(替考拉宁不用于神经系统感染)等。

此类药物治疗甲氧西林敏感的葡萄球菌(MSS)、链球菌属细菌感染时较 β- 内酰胺类疗效差。

2011 年美国感染病协会(IDSA)成人 MRSA 感染治疗指南涉及如下:血流感染、复杂性皮肤软组织感染(A- Ⅰ推荐),肺炎(A- Ⅱ),骨关节感染和中枢神经系统感染(B- Ⅱ),人工瓣膜感染性心内膜炎(B- Ⅲ)。

万古霉素同时具有浓度依赖性和时间依赖性抗生素的杀菌特性,有较强的抗菌药物后效应(PAE)。PK/PD 指数一般采用 $AUC_{0-24}/MIC$。

【不良反应】快速静脉滴注后可能发生类过敏反应和红人综合征,具一定耳、肾毒性,可引起肝功能损伤和血小板减少等。

## 二、噁唑烷酮类

主要品种有利奈唑胺、康替唑胺和泰地唑胺(后者我国未上市)。

此类药物通过抑制细菌蛋白质合成所必需的功

能性 70S 起始复合体的形成而达到抑制细菌生长的作用。

【抗菌作用】利奈唑胺为葡萄球菌和肠球菌的抑菌剂,为大多数链球菌菌株的杀菌剂。对革兰氏阳性球菌如金黄色葡萄球菌(包括 MRSA)、肠球菌(包括 VRE)、无乳链球菌、肺炎链球菌(包括 PRSP)和化脓性链球菌具有良好的抗菌作用。体外试验结果显示,康替唑胺的抗菌谱主要覆盖需氧革兰氏阳性球菌包括 MRSA 和耐甲氧西林表皮葡萄球菌(MRSE)等、青霉素不敏感肺炎链球菌(包括 PISP 和 PRSP)、VRE 等耐多药临床分离菌,然而除 MRSA 外,其他体外敏感菌株尚未在对照良好的临床试验中确定。

【药动学】利奈唑胺口服吸收快速、完全,生物利用度约为 100%。有良好的组织穿透力,表观分布容积为 0.57~0.86L/kg,能迅速广泛地分布于不同的脏器组织中,骨、脑脊液、肌肉组织药物浓度分别达到血药浓度的 60%、70% 和 94%,肺泡上皮细胞衬液中的浓度可数倍于血浆浓度。消除半衰期为 3.6~6.0 小时。非肾脏清除率约占总清除率的 65%,30% 药物以原型随尿排出。3 小时血液透析期内约 30% 的药物剂量可被清除。

康替唑胺餐后口服达稳态后,$t_{1/2}$ 约为 2.63 小时,$T_{max}$ 约为 2.5 小时,体内暴露量随剂量增加而增加。连续给药无明显蓄积。食物可促进吸收。人血浆蛋白结合率约为 90%,无浓度依赖性。平均表观分布容积约为 0.61L/kg。主要以代谢物的形式随尿和粪便排出,主要代谢物无抗菌活性。

属于时间依赖性抗菌药物,PK/PD 指数为 $AUC_{0-24}$/MIC 或 %$T$>MIC。

【临床应用】利奈唑胺主要用于治疗由 MRSA、

PRSP 引起的 HAP 或由 PRSP 引起的 CAP，由 MRSA、A 组溶血性链球菌或 B 组链球菌引起的皮肤及软组织感染(SSTI，包括未并发骨髓炎的糖尿病足部感染)，以及 VRE 引起的感染(包括伴发的菌血症)等。

2011 年 IDSA 成人 MRSA 感染治疗指南推荐利奈唑胺用于以下感染的治疗：复杂性皮肤软组织感染(A-Ⅰ/Ⅱ)，持续性血流感染、肺炎(A-Ⅱ)，骨关节感染，中枢神经系统感染(B-Ⅱ)。不推荐用于感染性心内膜炎或血管内感染灶的儿童患者。康替唑胺批准用于治疗由金黄色葡萄球菌(包括 MSSA 和 MRSA)和链球菌属细菌包括化脓性链球菌、无乳链球菌、停乳链球菌、咽峡炎链球菌等引起的复杂性皮肤软组织感染。

【不良反应】两者最常见的不良反应为胃肠道反应，利奈唑胺超过 14 天的推荐疗程可能导致骨髓抑制、乳酸酸中毒等。另有周围神经病变和视神经病变、口腔念珠菌病、阴道念珠菌病、高血压、瘙痒和舌褪色等。康替唑胺毒性靶器官与利奈唑胺相似，但对骨髓抑制毒性等显著低于利奈唑胺。

泰地唑胺通过与细菌核糖体 50S 亚基结合，抑制细菌蛋白质的合成而发挥抗菌作用。我国尚未上市。

【抗菌作用】对葡萄球菌属(包括 MRSA)、肠球菌属(包括 VRE)、链球菌属等革兰氏阳性球菌具有良好的抗菌活性。

【药动学】泰地唑胺具有良好的组织渗透性，成年人血浆分布容积为 67~80L，消除主要在肝脏中进行，对细胞色素 P450(CYP450)酶无诱导或抑制作用；主要以硫酸盐形式通过粪便排出，少量以原型或其磷酸盐形式经尿液排出。消除半衰期约为 12 小时。

【临床应用】2014 年 FDA 批准其用于金黄色葡萄球菌(包括 MRSA)、各种链球菌属和粪肠球菌等革兰氏阳性球菌所致的急性细菌性皮肤及软组织感染（ABSSSI），有静脉和口服制剂。

【不良反应】常见的不良反应有恶心、腹泻、呕吐、头晕、头痛等，严重不良反应包括心动过速、中性粒细胞减少、周围神经疾病和视神经病变等。

## 三、环脂肽类

达托霉素是第一个环脂肽类抗菌药物，亲脂端尾部在钙离子辅助下插入细菌的细胞膜，形成离子（主要为钾离子）的外流通道，细胞膜快速去极化，细菌DNA、RNA 和蛋白质的合成被抑制，最终导致细菌死亡。不引起细菌细胞裂解，能降低由于细菌崩解时释放毒素引起潜在并发症和炎症反应的风险。

【抗菌作用】达托霉素对绝大多数革兰氏阳性球菌具有快速杀菌的活性，并且能够穿透生物被膜，对静止期的细菌也具有杀菌作用。尤其对临床高度耐药的革兰氏阳性球菌具有良好的体外抗菌活性，如 MRSA、VRSA、MRSE、PRSP、VRE 等。

【药动学】达托霉素的蛋白结合率为 90%~93%，分布容积较小，约为 0.1L/kg，血中药物浓度高，不能透过血脑屏障。CYP450 酶不参与达托霉素的代谢，达托霉素也不抑制或诱导 CYP450 酶的诸多同工酶活性，不存在可预见的代谢性相互作用。2/3 以原型经肾脏清除，其余从粪便排出。消除半衰期为 8~9 小时。

达托霉素属于浓度依赖性抗菌药物，有较长的 PAE，为 3~6 小时。PK/PD 指数为 $AUC_{0-24}/MIC$ 和 $C_{max}/MIC$。

【临床应用】用于治疗金黄色葡萄球菌（包括MRSA）所致血流感染、右心感染性心内膜炎以及复杂性皮肤及软组织感染。IDSA 指南还推荐用于治疗骨关节感染和感染性心内膜炎等。可与 β- 内酰胺类（如氨苄西林等)或利福平合用治疗 MRSA 和 VRE。

达托霉素可被肺泡表面活性物质灭活,故不用于治疗非血源性的 MRSA 肺炎。

【不良反应】常见一过性肌无力、肌痛及肌酸激酶(CK)升高,剂量加大时发生率上升,使用时应密切监测肌病的临床表现及 CK 水平。偶见嗜酸性粒细胞肺炎。

## 四、β- 内酰胺类

本类药物主要作用于细菌菌体内的 PBP,抑制细菌细胞壁的合成,菌体失去渗透屏障而膨胀、裂解,同时借助细菌的自溶酶,溶解菌体而产生抗菌作用。

### (一)青霉素类

耐酶青霉素通过改变青霉素化学结构的侧链,引起空间位置障碍保护 β- 内酰胺环,使其不易被青霉素酶水解,代表药物有苯唑西林、氯唑西林。

广谱青霉素类是侧链具有氨基的半合成青霉素,氨基增强了广谱青霉素类的极性,使青霉素类除了对革兰氏阳性菌有活性外,对部分革兰氏阴性菌也表现出较好的活性,代表药物有氨苄西林、阿莫西林。

【抗菌作用】苯唑西林对产青霉素酶葡萄球菌具有良好的抗菌活性,对各种链球菌及不产青霉素酶的葡萄球菌抗菌活性弱于青霉素。对 MSSA 效果优于万古霉素,对 MRSA 和肠球菌属无效。

氨苄西林对溶血性链球菌、肺炎链球菌和不产青霉素酶葡萄球菌的抗菌作用与青霉素相当或稍弱于青霉素,对草绿色链球菌和粪肠球菌有良好的抗菌活性,对 MRSA 和 VRE 无效。

【药动学】耐酶青霉素可口服,胃肠道吸收较好,服药后 1~1.5 小时血药浓度达峰值,有效浓度可维持

2~3小时。血清蛋白结合率达95%。苯唑西林在肝、肾、肠、脾、胸腔积液和关节腔液均可达到有效治疗浓度，在腹水和痰液中浓度较低，约49%在肝脏代谢，肌内注射后约40%以原型在尿中排出，约10%药物经胆道排出。血液透析和腹膜透析（peritoneal dialysis，PD）均不能清除。

氨苄西林口服后2小时达血药峰浓度，体内分布良好，支气管分泌液中浓度为同期血药浓度的1/50，胆汁中浓度平均可达血药浓度的3倍以上。血清蛋白结合率为20%，消除半衰期为1~1.5小时，肾功能不全者可延长至7~20小时。主要经肾脏排出，少量在肝脏代谢灭活或经胆汁排出，可被血液透析清除，腹膜透析不能清除。

均属于时间依赖性抗菌药物，PK/PD指数为$\%T>MIC$。

【临床应用】耐酶青霉素临床上主要用于产青霉素酶葡萄球菌所致的感染，包括血流感染、心内膜炎、肺炎和皮肤及软组织感染等。MSSA感染可首选苯唑西林。氨苄西林可与其他药物联合用于肠球菌属细菌所致的感染（如腹膜炎、血流感染和感染性心内膜炎等）。

【不良反应】不良反应较少，可引起过敏反应、恶心、呕吐、腹胀、腹痛等，大剂量静脉滴注可引起抽搐等中枢神经系统毒性反应。

（二）抗MRSA头孢菌素

主要品种有头孢洛林和头孢比罗，其中头孢比罗已在中国上市。

【抗菌作用】在体外试验中，头孢比罗和头孢洛林对金黄色葡萄球菌（包括MRSA）和肺炎链球菌［包括多重耐药性肺炎链球菌（MDRSP）］等均有抗菌活性。

【药动学】本类药物水溶性差,在生理 pH 条件下不能充分溶解,故临床常用头孢比罗酯和头孢洛林酯。两者均为前药,在体内通过血浆酯酶迅速代谢为活性产物,很少与血浆蛋白结合。头孢比罗极少通过肝脏代谢,主要经过肾小球滤过,消除半衰期为 3~4 小时。头孢洛林经肝脏代谢(非 CYP450 酶底物),原型及代谢产物主要经肾脏消除,消除半衰期为 2.6 小时。

【临床应用】头孢比罗在我国被批准用于治疗成人医院获得性肺炎(呼吸机相关性肺炎除外)和社区获得性肺炎。FDA 批准头孢洛林可用于肺炎链球菌和金黄色葡萄球菌(仅 MSSA)所致的社区获得性细菌性肺炎(CABP)和金黄色葡萄球菌(包括 MRSA)、化脓链球菌和无乳链球菌所致的急性细菌性皮肤及软组织感染(ABSSSI)。

【不良反应】两者不良反应较轻微,安全性良好。常见的不良反应(>2%)有腹泻、恶心、皮疹,可引起尿液颜色和气味改变,也可引起结晶尿及血磷酸激酶、谷丙转氨酶(GPT)和谷草转氨酶(GOT)水平升高。

## 五、甘氨酰环素类

替加环素为甘氨酰环素类,是四环素类衍生物,通过在米诺环素的 9 位引入一个丁基甘氨酰氨基获得。替加环素通过与细菌核糖体 30S 亚单位结合阻止氨酰化 tRNA 分子进入核糖体 A 位而抑制细菌蛋白质的合成,为抑菌剂。

【抗菌作用】替加环素能抑制多种革兰氏阳性菌(包括 MRSA、VRE 和 PRSP)、革兰氏阴性菌和多种厌氧菌。

【药动学】替加环素可广泛分布至各组织、体液中,稳态分布容积达 7~9L/kg,在肺泡细胞、上皮细胞衬液、胆囊和结肠中的浓度分别为血药浓度的 78 倍、1.3 倍、38 倍和 2.3 倍。体内代谢少，不通过肝脏 CYP450 酶代谢，主要通过葡萄糖苷酸化代谢。消除半衰期为 40 小时。给药剂量的 59% 通过胆道 / 粪便排出消除，33% 经尿液排出。重度肾功能损害者药动学指数未见显著改变。重度肝功能损害患者清除率减缓 55%，半衰期延长 43%。血液透析不能清除。

替加环素属于时间依赖性抗菌药物，具有较长的 PAE。PK/PD 指数为 $AUC_{0-24}/MIC$。

【临床应用】批准适应证为 18 岁以上患者的复杂性腹腔感染（cIAI）、复杂性皮肤及软组织感染（cSSSI）和 CABP。近年来有临床用于治疗高度怀疑或确诊 VRE 所致的难治性感染。因为血药浓度低，且为抑菌剂，不推荐用于血流感染。由于在Ⅲ/Ⅳ期临床试验中增加全因死亡率，FDA 警告严重感染时可考虑选择其他药物。

18 岁以下患者不推荐使用本品。

【不良反应】最常见的不良反应为恶心、呕吐，可引起肝功能异常，较罕见的不良反应有急性胰腺炎、血液异常等。

## 六、脂糖肽类

主要品种有特拉万星、达巴万星和奥利万星，在我国未上市。该类药物在极低浓度时可抑制细菌细胞壁的合成；在高浓度时可直接作用于细菌质膜，导致膜电位去极化、增加膜通透性等效应。

【抗菌作用】特拉万星对耐药革兰氏阳性菌，如 MRSA、MRSE 的抗菌作用优于万古霉素，对 VRSA、VISA 和达托霉素不敏感的金黄色葡萄球菌（DNSA）也具有抗菌作用。对 VRE 抗菌活性不强。达巴万星对大部分革兰氏阳性菌,如 MRSA、PRSP、头孢曲松耐药肺炎链球菌、替考拉宁不敏感凝固酶阴性葡萄球菌等疗效较好,但 *vanB* 型肠球菌对其耐药。奥利万星是最新的脂糖肽类药物,对耐药革兰氏阳性菌,如 MRSA、VISA、VRSA、VRE 等具快速杀菌活性。

【药动学】本类药物口服吸收差,均为静脉给药。3 种药物蛋白结合率为 85%~95%,均明显高于万古霉素,在体内的分布符合三室模型。在皮肤及软组织感染中,特拉万星、达巴万星和奥利万星在水疱液中的药物浓度分别是血浆浓度的 40%、60% 和 19%。特拉万星的消除半衰期为 8 小时。达巴万星和奥利万星分别为 170 小时和 245 小时,可一周给药一次。特拉万星约 2/3 以原型经肾排出,达巴万星给药后 24 小时内约 1/3 以原型从尿中排出,奥利万星以原型在粪和尿中缓慢排出。

【临床应用】此类药物可用于敏感革兰氏阳性菌(包括 MRSA)所致皮肤及软组织感染(SSTI,特拉万星 A-Ⅰ 推荐),特拉万星还可用于治疗金黄色葡萄球菌引起的医院获得性细菌性肺炎(HABP)和呼吸机相关细菌性肺炎(VABP)。

【不良反应】常见恶心、呕吐、腹泻或便秘,迅速静脉输注可能引起"红人综合征"样反应。特拉万星可引起血肌酐升高、肾损伤、味觉改变、心电图 Q-T 间期延长(非浓度依赖)和干扰凝血试验等。大量使用奥利万星的患者应警惕骨髓炎,也可干扰凝血试验。

## 七、其他抗菌药物

### (一)喹诺酮类

本类药物品种多,临床上常用环丙沙星、左氧氟沙星和莫西沙星,无氟喹诺酮药物奈诺沙星于 2016 年在国内上市。新型广谱氟喹诺酮药物德拉沙星 2017 年在美国上市,但尚未在我国上市;西他沙星 2019 年 2 月在中国获批。此类药物的作用机制为抑制细菌 DNA 拓扑异构酶而起到快速杀菌作用。

【抗菌作用】此类药物抗菌谱广。左氧氟沙星、环丙沙星、莫西沙星对革兰氏阳性菌包括 MSSA、表皮葡萄球菌、腐生葡萄球菌、粪肠球菌、肺炎链球菌(包括 MDRSP)等细菌具有良好的抗菌活性。

奈诺沙星为无氟喹诺酮,抗菌谱广,对革兰氏阳性菌的效果明显强于氟喹诺酮类药物,对 MRSA、耐甲氧西林凝固酶阴性葡萄球菌(MRCNS)、VRSA、左氧氟沙星和甲氧西林耐药头状葡萄球菌、肺炎链球菌(包括 PRSP)和 VRE 等多重耐药革兰氏阳性菌均有效,其中对 MRSA 和 MRCNS 的抗菌活性是氟喹诺酮类的 4~16 倍,与万古霉素和利奈唑胺相似。

西他沙星具有更强的 DNA 双靶位抑制作用,对包括耐药菌在内的革兰氏阳性菌抗菌活性较现有的喹诺酮类增强。对葡萄球菌属清除率达 95%,对 PRSP 和 MDRSP 清除率分别为 92.9% 和 95.3%,对肠球菌属清除率达 99.1%。体外研究表明,西他沙星对 MRSA 的敏感率为 82.8%。

德拉沙星的阴离子特性使其更易渗透进入细菌生物膜的酸性环境中,从而有效降低 MRSA 细菌生物膜的活性及厚度,其抗菌活性优于达托霉素。另外,对左氧氟沙星耐药的 MSSA 和 MRSA,头孢曲松、左氧氟沙星、青霉素等多重耐药的凝固酶阴性葡萄球菌和肺炎链球菌均有较好的杀菌作用。

【药动学】左氧氟沙星、环丙沙星、莫西沙星、奈诺沙星和德拉沙星口服后吸收迅速,1~3 小时均达到血药峰浓度,可广泛分布至各种组织、体液中。莫西沙星的消除半衰期约 12 小时,奈诺沙星 10~12 小时,左氧氟沙星 6~8 小时,环丙沙星 5~6 小时,西他沙星 5~6 小时,每天给药 1~2 次即可。左氧氟沙星、奈诺沙星和德拉沙星主要自肾脏排出,环丙沙星和莫西沙星则通过肾脏和胆汁 / 粪便两条途径排出。

喹诺酮类属浓度依赖性抗菌药物,PAE 较长,PK/PD 指数为 $C_{max}$/MIC 和 $AUC_{0-24}$/MIC。

【临床应用】此类药物临床上可用于治疗肺炎链球菌、化脓链球菌、葡萄球菌等引起的社区和医院获得性肺炎、复杂和非复杂性皮肤及软组织感染、复杂性腹腔内感染等,也适合治疗各类囊肿或其他药物不易达到的部位感染,如骨、关节、前列腺等部位感染。此类药物对一些 CA-MRSA 可能有抗菌活性,但是单独治疗易产生耐药,不常规推荐用于 CA-MRSA 肺炎的治疗。新型喹诺酮类药物奈诺沙星、西他沙星等可用于耐药革兰氏阳性菌所致的感染。

【不良反应】最常见胃肠道反应。偶可引起抽搐、癫痫、意识改变、视力损害等严重中枢神经系统不良反应,在肾功能减退或有中枢神经系统基础疾病的患者中易发生。氟喹诺酮类药物还可引起皮肤光敏反应、关节病变、肌腱炎、肌腱断裂、血小板减少,偶可引起心电图 Q-T 间期延长等。

### (二)四环素类

主要品种有四环素、多西环素和米诺环素,以及 2021 年 12 月上市的奥马环素。四环素类是快速抑菌的广谱抗菌药物,多可通过与核糖体 30S 亚单位上的 A 位特异性结合阻止氨酰基 -tRNA 与核糖体结合,从而抑制肽链延长和蛋白质合成。

【抗菌作用】多西环素为广谱抑菌剂,高浓度时具有杀菌作用,对革兰氏阳性菌作用优于革兰氏阴性菌,但肠球菌属对其耐药,与四环素类抗菌药物不同品种之间存在交叉耐药。米诺环素在此类药物中作用最强,具高效性和长效性。此类药物在体外对 MRSA 有抗菌活性,但是用于治疗 MRSA 相关感染的资料有限。CA-MRSA 对四环素耐药主要与 *tetK* 基因有关,此基因可诱导多西环素耐药,但不影响米诺环素。对于四环素耐药的 CA-MRSA,米诺环素是可能的选择。

【药动学】米诺环素和多西环素脂溶性高,口服吸收迅速完全,生物利用度为 95% 左右,蛋白结合率分别为 76%~83% 和 80%~93%,表观分布容积为 0.7L/kg,组织穿透力强,体内分布广泛,可通过胎盘屏障,也可进入乳汁。胆汁中浓度可达同期血药浓度的 10~30 倍。消除半衰期分别为 11~22 小时和 14~22 小时。米诺环素在体内代谢,大部分由肾和胆汁排出。肝衰竭患者,米诺环素半衰期延长不明显。多西环素部分在肝内代谢灭活,35%~60% 由肾脏排出,部分由粪便排出(可用于肾功能损害患者)。血液或腹膜透析不能有效清除。

属时间依赖性抗菌药物,PAE 长,PK/PD 指数是 $AUC_{0-24}/MIC$。

【临床应用】适用于敏感菌所致的皮肤及软组织、呼吸系统、胃肠道、泌尿生殖道感染以及败血病等。IDSA 指出可用于门诊 CA-MRSA 引起的 SSTI 的经验性治疗,或与利福平联合治疗 MRSA 骨髓炎或植入物相关的骨关节感染(作为后期治疗方案,A-Ⅱ)。禁用于 8 岁以下儿童(A-Ⅱ)。

【不良反应】常见不良反应有胃肠道反应、肝肾功能损害、牙齿黄染及牙釉质发育不全、神经系统毒性等。米诺环素还可引起独特的前庭反应、头晕、眩晕等,停药后可消失,故在服药期间不宜从事高空作业、驾驶等。

奥马环素是在米诺环素的结构基础上进行 C9 位氨甲基修饰得到的新型四环素类抗菌药物,该修饰有助于奥马环素克服细菌耐药性、扩大抗菌谱、改善药动学特性。

【抗菌作用】奥马环素对临床常见的革兰氏阳性菌(包括 MRSA、VRE 和 PRSP)、革兰氏阴性菌、非典型病原菌和厌氧菌等均具有良好的抑制作用。

【药动学】奥马环素口服吸收较快,绝对生物利用度为 34.5%,$C_{max}$、AUC 与口服剂量呈正相关。血浆蛋白结合率约 20%,300mg 口服表观分布容积可达 794L,提示组织渗透率高。全身清除率低(11~35L/h),消除半衰期约为 15 小时,支持每天一次给药。奥马环素在体内不代谢。静脉注射 100mg 奥马环素,27% 以原型经肾脏排出,口服 300mg 奥马环素,81.1% 由粪便排出,14.4% 经肾脏排出。

奥马环素具有较长的 PAE。PK/PD 指数为 $AUC_{0-24}/MIC$。

【临床应用】可用于敏感菌所致成人 CABP 和急性细菌性皮肤及软组织感染(ABSSSI)。

【不良反应】最常见的不良反应有恶心、呕吐、输液反应、转氨酶升高、高血压、头痛、腹泻、失眠和便秘。在牙齿发育过程中,使用奥马环素可能导致永久性牙齿变色和牙釉质发育不全,另可导致可逆性的骨生长抑制(停药后可恢复)。

依拉环素是全合成氟环素类,目前在美国和欧洲已被批准用于治疗 cIAI 患者,在我国尚未上市。

【抗菌作用】对革兰氏阳性菌(包括 MRSA、VRE等)、革兰氏阴性菌和厌氧菌等具较强的抑菌活性。

【药动学】依拉环素与人血浆蛋白的结合随着血

浆浓度的增加而增加,在血浆浓度为 100~10 000ng/ml 时,蛋白结合率为 79%~90%,稳态时的分布容积约为 321L,平均消除半衰期为 20 小时。主要由 CYP3A4 和黄素单加氧酶(FMO)氧化代谢。给药剂量的 34% 经尿液、47% 经粪便以原型和代谢物形式排出。肾功能损害者药动学指数未见显著改变。重度肝损害患者 $AUC_{0-inf}$ 比健康受试者高 110.3%。

【临床应用】可用于治疗 18 岁以上成年人由敏感菌(包括 MRSA、VRE 等)引起的 cIAI。

【不良反应】与四环素相似,常见注射部位反应、恶心、呕吐等,在牙齿发育期使用可能造成永久性牙齿黄染及牙釉质发育不全,另可导致骨生长抑制等。

### (三)庆大霉素

庆大霉素与细菌核糖体 30S 亚单位结合,抑制细菌蛋白质的合成。

【抗菌作用】对 MSSA、MSSE 和其他 MSCNS 有良好的杀菌作用,MRS 对其耐药率较高,对链球菌属作用较差,粪肠球菌和屎肠球菌对其高水平耐药。

【药动学】口服难以吸收。组织穿透力较差,不易透过血脑屏障,在内耳淋巴液、肾皮质有高浓度聚集,血浆蛋白结合率在 10% 左右。消除半衰期为 2~3 小时,肾功能减退者显著延长。在体内不代谢,以原型经肾小球滤过排出。血液透析或腹膜透析可清除。

为浓度依赖性杀菌剂,PAE 较长,PK/PD 指数为 $AUC_{0-24}/MIC$ 和 $C_{max}/MIC$。

【临床应用】可作为葡萄球菌属、肠球菌属细菌引起的严重感染的联合用药之一,但不作为首选。2011 年 IDSA 成人 MRSA 感染治疗指南推荐:联合万古霉素和利福平治疗 MRSA 所致的人工瓣膜感染性心内膜炎(B-Ⅲ)。

中国《耐万古霉素肠球菌感染防治专家共识》推荐庆大霉素联合氨苄西林-舒巴坦（针对 *vanA* 基因型）或替考拉宁（针对 *vanB* 基因型）治疗 VRE 腹腔感染，庆大霉素与氨苄西林-他唑巴坦或替考拉宁联合治疗泌尿系统 VRE 感染。不能单独用于肠球菌感染的治疗。

【不良反应】主要不良反应为耳毒性和肾毒性，包括耳鸣、耳聋、共济失调、眩晕、恶心、蛋白尿、血尿等，偶尔可引起过敏反应。

### （四）夫西地酸

夫西地酸通过干扰延长因子 G 阻断核糖体异位，从而阻碍细菌蛋白的合成。为抑菌剂，高浓度时具杀菌作用。

【抗菌作用】对金黄色葡萄球菌（包括 MRSA）和表皮葡萄球菌具有良好的抗菌活性，但对腐生葡萄球菌、链球菌属和肠球菌属等抗菌作用差。与利福平、磷霉素、氨基糖苷类、喹诺酮类、四环素类有较好的协同抗菌作用，与其他抗菌药物之间不产生交叉耐药。

【药动学】夫西地酸组织渗透性高，可在皮肤水疱、烧伤痂皮、痰液、脓液及感染的骨关节中达到有效抑菌浓度。静脉单次给药的半衰期约为 10 小时，重复给药后延长到 14.2 小时。几乎完全通过肝脏代谢，经胆汁排出，只有很少量药物以原型在尿中排出，严重胆汁淤积时清除率降低，肾衰竭不影响清除率。血液透析对夫西地酸的血药浓度无明显影响。

【临床应用】夫西地酸钠可用于治疗由敏感细菌尤其是葡萄球菌（包括 MRSA）引起的感染，如骨髓炎、败血病、心内膜炎、反复感染的囊性纤维化、肺炎、皮肤及软组织感染等。一般不作为严重感染的首选用药。长期单用易产生耐药，可与其他抗菌药物联合应用。

【不良反应】胃肠道反应、转氨酶增高、可逆性黄疽、静脉痉挛、静脉炎、横纹肌溶解症(不能与他汀类合用)等。

**(五)磷霉素**

磷霉素分子结构与磷酸烯醇丙酮酸相似,可与细菌竞争同一转移酶(MurA),抑制细菌细胞壁早期合成而导致细菌死亡;同时还能降低细菌与尿道上皮细胞的黏着力,从而杀灭并清除尿路感染细菌,是繁殖期快速杀菌药。

【抗菌作用】属广谱抗菌药物,对革兰氏阳性菌如葡萄球菌属(包括 MRS)有较高的抗菌活性,对粪肠球菌和屎肠球菌(包括 VRE)有一定的抗菌作用,与其他抗菌药物间不产生交叉耐药,与 β- 内酰胺类、氨基糖苷类具有协同作用。

【药动学】常用有口服制剂磷霉素氨丁三醇,静脉制剂磷霉素钠。磷霉素几乎不与血浆蛋白结合(<5%),广泛分布于组织和体液,肾组织浓度最高,其次为心、肺、肝等。可透过血脑屏障进入脑脊液中,也可透过胎盘。主要以原型经肾脏排出,静脉给药后 24 小时内90% 自尿排出。消除半衰期为 3~5 小时。血液透析可清除 70%~80% 的药物。

【临床应用】磷霉素氨丁三醇主要用于敏感菌所致下尿路感染。磷霉素钠可用于金黄色葡萄球菌、凝固酶阴性葡萄球菌(包括 MRCNS 株)、链球菌属所致呼吸道感染、泌尿系统感染(包括 VRE 所致)、皮肤及软组织感染。也可与万古霉素、替考拉宁等合用治疗MRSA 感染(如脑膜炎、骨髓炎等)。

【不良反应】主要是胃肠道反应,偶发皮疹、头晕、头痛、血细胞减少以及血清转氨酶升高、静脉炎等。也观察到血管神经性水肿、再生障碍性贫血、哮喘、黄疸、中毒性巨结肠等。

### （六）利福平

利福平与依赖 DNA 的 RNA 多聚酶的 β 亚单位牢固结合，抑制细菌 RNA 的合成，防止该酶与 DNA 连接，从而阻断 RNA 转录过程，使 DNA 和蛋白质的合成停止。

【抗菌作用】属广谱杀菌药物，对葡萄球菌属（包括 MRSA）、链球菌属等需氧革兰氏阳性菌具有良好的抗菌作用，对肠球菌属抗菌作用较差。

【药动学】利福平在大部分组织和体液中分布良好，包括脑脊液（穿透率 22%），在细胞内也可达到高浓度，还可穿透细菌生物膜。表观分布容积达 1.6L/kg，蛋白结合率为 80%~91%。主要经肝脏代谢，经胆汁和肠道排出。消除半衰期为 3~5 小时，多次给药后缩短为 2~3 小时。严重肝损害时半衰期延长，肾功能不全无须调整剂量。血液透析或腹膜透析不能清除。

【临床应用】对可合成生物膜的病原菌有杀菌活性。单独使用易快速耐药，通常与其他药物联合治疗敏感菌（特别是 MRSA）所致严重感染如人工瓣膜感染性心内膜炎、骨髓炎和骨关节炎等，不推荐单独或辅助其他药物治疗 SSTI。

【不良反应】主要不良反应为肝毒性，消化道反应也较为多见，大剂量间歇疗法后偶可出现"流感样综合征"。亦可能引起白细胞和血小板减少，头痛、眩晕、视力障碍等。

### （七）复方磺胺甲噁唑

复方磺胺甲噁唑（SMZ-TMP）是磺胺甲噁唑（SMZ）和甲氧苄啶（TMP）按 5∶1 比例混合制成的复方制剂。SMZ 和 TMP 分别抑制二氢叶酸合成酶和二氢叶酸还原酶，使细菌的叶酸代谢受到双重阻断而达到协同抑菌作用。

【抗菌作用】对金黄色葡萄球菌(包括MRSA)具有良好的抗菌作用,近年来肺炎链球菌对其耐药率较高。

【药动学】SMZ-TMP在体内可广泛分布于全身组织和体液中,可穿透血脑屏障和胎盘屏障,可分泌至乳汁。主要自肾小球滤过和肾小管分泌,尿药浓度明显高于血药浓度。SMZ和TMP的消除半衰期分别为10小时和8~10小时,肾功能减退者半衰期延长,需调整剂量。

【临床应用】因耐药普遍,仅适用于敏感菌所致感染。体外研究发现95%~100%的CA-MRSA对SMZ-TMP敏感,IDSA推荐作为治疗门诊SSTI经验性用药之一。如需覆盖β-溶血性链球菌,可考虑联合阿莫西林等。此外,也可与万古霉素或利奈唑胺联合用于MRSA所致的中枢神经系统感染。有研究表明SMZ-TMP联合利福平治疗MRSA骨关节感染和菌血症,疗效不劣于利奈唑胺。

【不良反应】主要为过敏反应、溶血性贫血、中性粒细胞减少、肝肾损害等,禁用于重度肝肾功能损害者、巨幼细胞贫血患者、孕妇、哺乳期妇女和2个月以下婴儿。

## (八)克林霉素

克林霉素主要通过与细菌核糖体50S亚单位结合,抑制细菌的早期蛋白质合成,清除细菌表面的A蛋白和绒毛状外衣,使其易被吞噬和杀灭。

【抗菌作用】克林霉素对革兰氏阳性菌及厌氧菌均具有良好的抗菌活性,但是目前葡萄球菌属和链球菌属对其耐药率高。

【药动学】克林霉素蛋白结合率高达92%~94%,表观分布容积约为94L,组织穿透性很好,特别是骨组织、脓肿、胆汁及尿液中可达高浓度。可透过胎盘,不易进入脑脊液。在肝脏代谢,部分代谢物可保留抗菌活性。代谢物由胆汁和尿液排出。消除半衰期为2.4~3小时,肝肾功能不全者略有延迟。血液透析和腹膜透析不能有效清除。

【临床应用】克林霉素常用于敏感革兰氏阳性菌所致的皮肤软组织感染、骨关节炎、肺炎、肺脓肿、泌尿系统感染等。

IDSA指出可用于门诊CA-MRSA引起的SSTI的经验性治疗(包括儿童),在欧美国家还被广泛应用于敏感的CA-MRSA引起的儿童侵袭性感染(骨髓炎、化脓性关节炎、肺炎和淋巴结炎等)。虽然IDSA指出,对于同时需要考虑覆盖CA-MRSA和β-溶血性链球菌的门诊SSTI可单独使用克林霉素,但是CHINET数据提示β-溶血性链球菌对克林霉素耐药严重,建议仍需联合β-内酰胺类药物。克林霉素为抑菌剂,且血药浓度低,不建议用于血流感染。

【不良反应】主要为胃肠道反应(恶心、呕吐、假膜性肠炎)、血液系统(白细胞减少、血小板减少等)、过敏反应、肝肾功能异常和静脉炎等。国家药品不良反应监测中心报告克林霉素的不良反应主要以呼吸系统、泌尿系统和全身性损害为主。

(邵　华　陈　燕　张学丽　胡琳璘)

▶ **参考文献**

[1] LIU C, BAYER A, COSGROVE S E, et al. Clinical practice guidelines by the infectious diseases society of America for the treatment of methicillin-resistant staphylococcus aureus infections in adults and children. Clin Infect Dis, 2011, 52(3):

e18-e55.

[ 2 ] 替考拉宁临床应用剂量专家共识组. 替考拉宁临床应用剂量专家共识. 中华结核和呼吸杂志, 2016, 39 (7): 500-508.

[ 3 ] MARKHAM A. Oritavancin: First global approval. drugs, 2014, 74 (15): 1823-1828.

[ 4 ] ZHANEL G G, LOVE R, ADAM H, et al. Tedizolid: a novel oxazolidinone with potent activity against multidrug-resistant gram-positive pathogens. Drugs, 2015, 75 (3): 253-270.

[ 5 ] LORA-TAMAYO J, PARRA-RUIZ J, RODRÍGUEZ-PARDO D, et al. High doses of daptomycin (10mg/kg/d) plus rifampin for the treatment of staphylococcal prosthetic joint infection managed with implant retention: a comparative study. Diagnostic Microbiology & Infectious Disease, 2014, 80 (1): 66-71.

[ 6 ] VIVAS M, FORCE E, GARRIGÓS C, et al. Experimental study of the efficacy of daptomycin for the treatment of cephalosporin-resistant pneumococcal meningitis. J Antimicrob Chemother, 2014, 69 (11): 3020-3026.

[ 7 ] MCDANEL J S, PERENCEVICH E N, DIEKEMA D J, et al. Comparative effectiveness of beta-lactams versus vancomycin for treatment of methicillin-susceptible Staphylococcus aureus blood stream infections among 122 hospitals. Clin Infect Dis, 2015, 61 (3): 361-367.

[ 8 ] ARIANNA P, FABRIZIO C, FRANCESCA A, et al. Off-label use of ceftaroline fosamil: A systematic review. Int J Antimicrob Agents, 2019, 54: 562-571.

[ 9 ] MICHAEL A P, ROBERT K F, RODRIGO E M, et al. Ceftobiprole activity against gram-positive and -negative pathogens collected from the United States in 2006 and 2016. Antimicrob Agents Chemother, 2019, 63 (1): e01566-18.

[ 10 ] HOBAN D J, REINERT R R, BOUCHILLON S K, et al.

Global in vitro activity of tigecycline and comparator agents：Tigecycline evaluation and surveillance trial 2004—2013. Ann Clin Microbiol Antimicrob，2015，14（1）：27.

［11］BRANDON M，DOWZICKY M J. Antimicrobial susceptibility among Gram-Positive organisms collected from pediatric patients globally between 2004 and 2011：results from the tigecycline evaluation and surveillance trial. J Clin Microbiol，2013，51（7）：2371-2378.

［12］SANFORD J P. 热病 - 桑福德抗微生物治疗指南（新译，48 版）. 范洪伟等，译 . 北京：中国协和医科大学出版社，2019.

［13］HARBARTH S，VON DACH E，PAGANI L，et al. Randomized non-inferiority trial to compare trimethoprim/sulfamethoxazole plus rifampicin versus linezolid for the treatment of MRSA infection. J Antimicrob Chemother，2015，70（1）：264-272.

［14］LIAPIKOU A，CILLONIZ C，MENSA J，et al. New antimicrobial approaches to gram Positive respiratory infections. Pulm Pharmacol Ther，2014，32（4）：137-143.

［15］刘鑫荣 . 无氟喹诺酮：奈诺沙星 . 国外医药·抗生素分册，2016，37（2）：73-76.

［16］胡蔚萍，张静，瞿介明 . 奈诺沙星在社区获得性肺炎抗菌治疗中的价值 . 中华结核和呼吸杂志，2017，40（10）：775-777.

［17］CAROLINE D，ANTHONY J G，JORDAN R C. Lefamulin：a promising new pleuromutilin antibiotic in the pipeline. Expert Rev Anti Infect Ther，2019，17（1）：5-15.

［18］DURAES F，SOUSA E. Omadacycline：a newly approved antibacterialfrom the class of tetracyclines. Pharmaceuticals（Basel），2019，12（2）：E63.

［19］WATKINS R R，DERESINSKI S. Omadacycline：a novel

tetracyclinederivative with oral and intravenous formulations. Clin Infect Dis,2019,69(5):890-896.

[20] KARLOWSKY J A,STEENBERGEN J,ZHANEL G G. Microbiology andpreclinical review of omadacycline. Clin Infect Dis,2019,69(1):S6-S15.

# 第三节 抗菌药物 PK/PD 优化感染治疗

在治疗细菌性感染时,除根据患者感染部位、感染严重程度和病原菌种类选用抗菌药物外,还应根据抗菌药物药动学(pharmacokinetics,PK)/药效学(pharmacodynamics,PD)(PK/PD)特性制订有效的抗菌治疗方案,以保证抗菌药物在体内能发挥最大药效,杀灭感染灶病原菌,提高抗微生物学疗效,减少或延缓细菌耐药发生,最终达到患者感染治愈的目的。通过抗菌药物 PK/PD 研究,用于临床抗菌药物经验性治疗、病原治疗和个体化给药方案的制订。

## 一、PK/PD 基本原理、分类及研究方法

抗菌药物的作用特点是杀灭或抑制入侵到机体内的外来病原菌而发挥药理效应,其疗效取决于抗菌药物、病原菌和机体三者相互作用的结果。

药动学(pharmacokinetics,PK)研究可定量描述抗菌药物在机体血液循环、感染部位体液或组织中的浓度和时间的相关性,主要 PK 指数包括:血药峰浓度($C_{max}$)、达峰时间($T_{max}$)、药 - 时曲线下面积(AUC)、表观分布容积($V_d$)、药物清除率(Cl)和半衰期($t_{1/2}$)等。

药效学(pharmacodynamics,PD)是指抗菌药物在体外或体内抑制病原菌生长和复制(抑菌)或致病原菌细胞死亡(杀菌)的作用。主要 PD 指数包括:抗菌药物对

细菌的最低抑菌浓度(minimal inhibitory concentration, MIC)、最低杀菌浓度(minimal bactericidal concentration, MBC)、抗菌药物后效应(post antibiotic effect, PAE)、亚抑菌浓度下的抗菌药物后效应(postantibiotic sub-MIC effect, PA-SME)和防突变浓度(mutation prevention concentration, MPC)等。

PK 和 PD 相结合研究(PK/PD)可将药物浓度、时间、抗菌作用结合起来,阐明抗菌药物在特定剂量 / 浓度和特定给药方法下抑菌或杀菌效果的时间过程。因此,有效的抗菌治疗方案需基于 PK 和 PD 两者相结合的原则制订,缺一不可。

抗菌药物根据其 PK/PD 原理一般可分为三大类:①浓度依赖性抗菌药物(concentration-dependent antibiotics),杀菌效果与其药物浓度相关,浓度越高,则杀菌效果愈强。主要 PK/PD 指数为 AUC 与 MIC 的比值($AUC_{0-24}$/MIC)和 $C_{max}$ 与 MIC 的比值($C_{max}$/MIC),此类药物往往有较长的 PAE,代表药物如氨基糖苷类和喹诺酮类;②时间依赖性抗菌药物(time-dependent antibiotics),抗菌药物在病原菌 MIC 的 4~5 倍内,杀菌效果与浓度相关,但超过该浓度范围后,杀菌速率达饱和状态,其杀菌效果与药物浓度超过病原菌 MIC 的时间长短有关。此类抗菌药物中某些无或有较短的 PAE,主要 PK/PD 指数为药物浓度高于 MIC 的时间占给药间期的百分比($\%T$>MIC),代表药物如 β- 内酰胺类等;③某些抗菌药物同时具有浓度和时间依赖性杀菌模式,一般具有较长的 PAE,主要 PK/PD 指数为 $AUC_{0-24}$/MIC。代表药物如糖肽类、环脂肽类等。各类抗菌药物的作用机制、杀菌特点和杀菌模式及其相关 PK/PD 指数见表 3-1。

表 3-1 各类抗革兰氏阳性菌药物的作用机制以及与疗效相关药效学指数的关系

| 抗菌药物作用机制 | 杀菌特点 | 杀菌模式 | 体外 PAE 长短 [a] | PK/PD 指数 |
|---|---|---|---|---|
| **干扰细菌细胞壁合成** | | | | |
| β-内酰胺类(青霉素类,头孢菌素类) | 杀菌 | 时间依赖性 | 短或无 | $\%T>MIC$ |
| 糖肽类(万古霉素,替考拉宁) | 杀菌 | 时间,浓度依赖性 | 长 | $AUC_{0-24}/MIC$ |
| 磷霉素 | 抑菌 | 时间依赖性 | 短 | $\%T>MIC$ |
| **损伤细菌细胞膜** | | | | |
| 环脂肽类(达托霉素) | 杀菌 | 浓度依赖性 | 长(>6.8h) | $AUC_{0-24}/MIC, C_{max}>MIC$ |
| **作用于 30S 核糖体,蛋白质合成异常** | | | | |
| 氨基糖苷类(庆大霉素,阿米卡星) | 杀菌 | 浓度依赖性 | 长 | $AUC_{0-24}/MIC, C_{max}>MIC$ |
| **作用于 30S、50S 核糖体,抑制蛋白质合成** | | | | |
| 红霉素 | 抑菌 | 时间依赖性 | 短 [a] | $\%T>MIC$ |
| 阿奇霉素 | 抑菌 | 时间依赖性 | 长 | $AUC_{0-24}/MIC$ |
| 克林霉素 | 抑菌 | 时间依赖性 | 短 | $AUC_{0-24}/MIC$ |
| 泰利霉素 | 抑菌(偶尔杀菌) | 时间依赖性 | 长 | $AUC_{0-24}/MIC$ |

续表

| 抗菌药物作用机制 | 杀菌特点 | 杀菌模式 | 体外 PAE 长短 [a] | PK/PD 指数 |
|---|---|---|---|---|
| 四环素类 | | | | |
| 典型（金霉素） | 抑菌 | 时间依赖性 | 长 | $AUC_{0-24}/MIC$ |
| 非典型（四环素） | 杀菌 | 时间依赖性 | 长 | $AUC_{0-24}/MIC$ |
| **作用于 50S 核糖体，抑制蛋白质合成** | | | | |
| 噁唑烷酮类（利奈唑胺） | 抑菌（葡萄球菌、肠球菌），杀菌（链球菌） | 时间依赖性 | 短 | $\%T>MIC$ $AUC_{0-24}/MIC$ |
| **影响核酸代谢，阻碍遗传信息复制** | | | | |
| 氟喹诺酮类 | 杀菌 | 浓度依赖性 | 长 | $AUC_{0-24}/MIC，C_{max}>MIC$ |
| **抑制细菌代谢** | | | | |
| 甲氧苄啶 | 单用抑菌，与磺胺类合用杀菌 | 时间依赖性 | 短 | $\%T>MIC$ |
| 磺胺类 | 抑菌 | 时间依赖性 | 短 | $\%T>MIC$ |

注：[a] 短指小于 1 小时，长指可以达到 6 小时。

抗菌药物 PK/PD 指数考虑了宿主、致病菌和药物的动态过程,在评估药物杀菌抑菌效果方面比单纯的 MIC 更可靠。抗菌药物的 PK/PD 指数取得细菌学疗效或临床疗效(即达到抑菌或杀菌效果)时所需满足的目标值称为 PK/PD 靶值(或称 PD 靶值)。各类抗革兰氏阳性菌药物取得细菌学疗效、临床疗效和抑制耐药菌产生的 PK/PD 靶值见表 3-2。需要说明的是,在计算 PK/PD 靶值时药物浓度应以游离浓度而非总浓度计算。获得杀菌效果的 PK/PD 靶值主要来自不同的细菌的体外 PK/PD 模型或不同感染动物 PK/PD 模型的实验数据,即当细菌菌落计数降低值($\Delta Logcfu$)为 -1 或 -2 时的 $C_{max}/MIC$、$AUC_{0-24}/MIC$ 或 $\%T>MIC$。临床疗效 PK/PD 靶值来自临床不同患者群体的 PK/PD 临床数据。不同抗菌药物对同一种细菌菌种所需的 PK/PD 靶值可不同,同一种抗菌药物对不同细菌菌种所需的 PK/PD 靶值亦可不相同。替加环素对主要由肠杆菌科细菌引起的复杂性腹腔感染预期取得疗效的 PK/PD 靶值需达 6.96;对主要由葡萄球菌为主引起的皮肤软组织感染时取得预期疗效的 $AUC_{0-24}/MIC$ 则需达 17.9。因此在选用 PK/PD 指数和靶值时,尽可能选用抗菌药物所杀的目标病原菌的 PK/PD 指数及其相应的目标值,以此制订给药方案,可避免药物剂量不足所导致的无效治疗和细菌耐药性产生,同时避免药物过量带来的毒性反应。

由于我们不可能测定每例患者的 PK 指数,在初始抗菌治疗方案选择时也不可能获得抗菌药物药敏结果,因此无法实现根据每例患者的 PK/PD 指数选择经验性治疗给药方案,包括剂量、间期和疗程。

基于 PK/PD 基本原理及方法,结合蒙特卡洛模拟法(Monte Carlo simulation,MCS),为抗菌药物的给药方案尤其是经验性治疗方案的制订和优化提供了技术保证。

表 3-2  各类抗革兰氏阳性菌药物取得最佳杀菌效果、
临床疗效和抑制耐药的 PK/PD 靶值

| 抗菌药物类别 | 获得杀菌效果的 PK/PD 靶值 | 获得临床疗效 PK/PD 靶值 | 抑制耐药的 PK/PD 靶值 |
|---|---|---|---|
| 万古霉素 | $AUC_{0-24}/MIC$：86~460 | $AUC_{0-24}/MIC$：400~600 | $AUC_{0-24}/MIC$：200 |
| 去甲万古霉素 | $AUC_{0-24}/MIC$：586 | $AUC_{0-24}/MIC$：586 | — |
| 替加环素 | $AUC_{0-24}/MIC$：12.8（CAP），17.9（皮肤软组织感染） | $AUC_{0-24}/MIC$：17.9（皮肤软组织感染） | — |
| 利奈唑胺 | $AUC_{0-24}/MIC$：50~80 | $AUC_{0-24}/MIC$：80~120 | |
| | $\%T>MIC$：40% | $\%T>MIC$：85% | |
| 达托霉素 | $AUC_{0-24}/MIC$：388~537 | — | $AUC_{0-24}/MIC$：200 |
| | $C_{max}/MIC$：59~94 | | |
| 磷霉素 | $\%T>MIC$：60%~70% | — | — |

MCS 指根据健康受试者或患者 PK 指数（经典 PK 或群体药动学研究中获得）平均值及变异值进行模拟，产生模拟数据（建议模拟仿真 5 000 次及以上，能反映人体 PK 的变化和分布特征），PD 指数往往来自细菌耐药监测网药敏资料或大样本非临床的体外药效学研究中病原菌 MIC 的分布情况和范围，根据抗菌药物属浓度依赖性或时间依赖性 PK/PD 特点，计算 $C_{max}/MIC$、$AUC_{0-24}/MIC$ 或 $\%T>MIC$，以非临床或临床 PK/PD 靶值为目标，计算抗菌药物不同给药方案对某一细菌 PK/PD 指数达到该靶值的累积响应百分率（cumulative fraction of response,CFR),以及不同 MIC 水平下对某一细菌 PK/PD 指数达到该靶值的达标概率(probability of target attainment,PTA)。一般而言,抗菌药物给药方案对某一细菌 CFR 值高于 90% 时,提示该给药方案对该细菌具有最大杀菌效果,为最佳方案;对某一细菌在某一 MIC 下 PTA 高于 90% 时,提示该给药方案对不高于该 MIC 的细菌具有最大杀菌效果。据此获得预期体内达到最大杀菌效果的给药方案,包括给药剂量、间期、疗程和给药方式(静脉给药包括输注时间)。根据 PTA 和 CFR 结果筛选获得达到临床和细菌学疗效的最佳给药方案。

## 二、PK/PD 指导临床抗菌治疗方案制订和优化

抗菌药物 PK/PD 基本原理及方法可用于临床经验性治疗方案、病原治疗方案和个体化给药方案的制订和优化。

1. 经验性治疗方案的制订和优化 据 Canut 等报道,PK 采用文献报道的健康受试者数据,PD 数据来自比利时、英国和西班牙 3 个国家的细菌耐药性监测网数据,通过 PK/PD 和 MCS 分析,比较了比利时、西班牙、英国和爱尔兰 4 个欧洲国家替加环素、达托霉素、利奈唑胺和万古霉素治疗 MRSA 感染的给药方案,基于各国 MRSA 对上述 4 种药物敏感性情况,在抗菌药物剂量选择有所不同。比利时、西班牙、英国分别为 2g/d、3g/d 和 4g/d,替加环素 50mg 每 12 小时一次的给药方案仅用于西班牙,比利时和英国替加环素的给药方案为 100mg 每 12 小时一次,达托霉素 8mg/kg 和利奈唑胺 600mg 每 12 小时一次同时适用于 4 个国家。对上述万古霉素和替加环素等提高剂量后安全性问题尚需临床验证。由此可见,PK/PD 结合 MCS 方法可用于制

订本地区、本单位或本病房经验用药治疗方案。

2. 病原治疗方案的制订和优化 在临床明确病原菌后,按经验性治疗效果及药敏试验结果调整病原治疗的方案基于致病菌对抗菌药物的敏感程度(敏感、中度敏感或耐药)及病原菌对抗菌药物耐药性的影响,从而进行针对性病原治疗方案的优化,即基于不同MIC的抗菌治疗方案的制订。

3. 个体化给药方案的制订和优化 DALI 研究[一项包括多国 68 家医院参与的重症监护病房(ICU)患者抗菌药物浓度的临床研究]评估了大样本危重病患者应用 β- 内酰胺类抗菌药物 PK/PD 达标状况。结果发现 361 名入组患者按经验性治疗方案用药,有 19.2%和 41.4% 患者的 %T>MIC 未能达到 50% 和 100%,这是因为危重症患者液体复苏和全身炎症反应导致的分布容积增大,亲水性 β- 内酰胺类抗菌药物在机体内浓度稀释,导致 PK 明显变化从而影响治疗效果。患者个体化给药方案的制订和优化需考虑患者疾病严重程度、基础疾病、其他合并疾病、年龄和体重等生理和病理情况对患者体内药动学过程的影响,选择合适的药物种类、剂量、间期和疗程等。

另一项 DALI 研究推荐了万古霉素在重症患者中的给药方式,8 个国家 26 家医院 42 例患者应用万古霉素的给药剂量为 27mg/(kg·d)[IQR:18~32mg/(kg·d)],其中持续静脉滴注患者 24 例,结果患者间血药谷浓度差异较大:血药谷浓度中位数为 27mg/L(IQR:8~23mg/L),持续静脉滴注患者谷浓度≥15mg/L 的比例(71%)明显高于间歇静脉滴注者(39%)。如果要达到 $AUC_{0-24}$/MIC 为 400(假定 MIC≤1mg/L)的 PK/PD 靶值,持续静脉滴注者达标概率(88%)明显高于间歇静脉滴注者(50%)。万古霉素应用于 ICU 重症感染患者可通过首剂负荷剂量、持续静脉滴注给药方式,以提高该类患者的临床治愈率。如果万古霉素对目标病原菌的 MIC>2mg/L 时,不宜加大剂量,否则可能会加大该药的肾毒性危险,宜改成对该目标菌敏感的利奈唑胺、达托霉素等。万古霉素在 ICU 等重症患者中,必须进行治疗药物监测(TDM),指导个体化给药方案的制订,以提高疗效,防止该药肾毒性的产生。

2020 年 7 月,美国卫生系统药师协会、美国感染病学学会、感染病药师学会和儿童感染性疾病学会联合更新发布了万古霉素 TDM 国际指南。该指南推荐万古霉素治疗严重 MRSA 感染时,$AUC_{0-24}$/MIC 应维持在 400~600(假设肉汤稀释法万古霉素的 MIC=1mg/L),以达到临床疗效并保证患者的安全性。推荐 2 种方法来计算 $AUC_{0-24}$:第一种方法是收集 2 个血药浓度时间点(最好在静脉输液后 1~2 小时采集达到接近稳态的峰浓度,在给药间隔结束时采集谷浓度),利用一阶药动学方程估算 $AUC_{0-24}$;第二种方法是采用贝叶斯估计法,基于患者的 1 个或 2 个万古霉素浓度计算 $AUC_{0-24}$,首选该方法。

2020 年 12 月,中国药理学会治疗药物监测研究专业委员会发布了《中国万古霉素治疗药物监测指南(2020 更新版)》,推荐监测万古霉素血药谷浓度或 $AUC_{0-24}$。对于普通感染和严重 MRSA 感染的成人患者,推荐万古霉素目标谷浓度分别维持在 10~15mg/L 和 10~20mg/L,$AUC_{0-24}$ 的目标范围在 400~650(mg·h)/L。对于新生儿 / 儿童患者,推荐谷浓度维持在 5~15mg/L。可使用贝叶斯估计法或一级药动学公式计算 $AUC_{0-24}$,推荐基于药动学原理和方法,个体化设计万古霉素给药方案。

## 三、总结

抗菌药物 PK/PD 应用于临床,将有助于提高抗菌治疗的成功率,遏制耐药菌产生。其策略包括:①根据本地区、本医院甚至本病房细菌对抗菌药物敏感性的流行病学情况,调整抗菌药物经验性治疗方案;②了解使用的特定抗菌药物的 PK/PD 靶值;③根据抗菌药物 PK/PD 特性选择最适合的给药方案;④基于药敏结果根据不同 MIC 水平,选择恰当的抗菌药物给药方案;⑤根据患者,特别是危重患者的肝肾功能状态制订个体化方案,并在可能的情况下限制疗程;⑥有条件者进行治疗药物浓度监测;⑦抗菌治疗 48~72 小时后重新评估经验性治疗;⑧积极开展细菌耐药性监测。

(张 菁)

▶ **参考文献**

[1] MOUTON J W, AMBROSE P G, CANTON R, et al. Conserving antibiotics for the future:New ways to use old and new drugs from a pharmacokinetic and pharmacodynamic perspective. Drug Resistance Updates, 2011, 14(2):107-117.

[2] SY S K, ZHUANG L, DERENDORF H. Pharmacokinetics and pharmacodynamics inantibiotic dose optimization. Expert Opin Drug Metab Toxicol, 2016, 12(1):93-114.

[3] MARTINEZ M N, PAPICH M G, DRUSANO G L. Dosing Regimen Matters:the importance of early intervention and rapid attainment of the pharmacokinetic/pharmacodynamic target. Antimicrob Agents Chemother, 2012, 56(6):2795-2805.

[4] MJ R. The pharmacokinetic and pharmacodynamic properties of

vancomycin. Clin Infect Dis,2006,42(Suppl 1):S35-S39.

[5] ABDUL-AZIZ M H,LIPMAN J,MOUTON J W,et al. Applying pharmacokinetic/pharmacodynamic principles in critically ill patients:Optimizing efficacy and reducing resistance development. Semin Respir Crit Care Med,2015,36(1):136-153.

[6] CANUT A,ISLA A,BETRIU C,et al. Pharmacokinetic-pharmacodynamic evaluation of daptomycin,tigecycline and linezolid versus vancomycin for the treatment of MRSA infections in four western European countries. Eur J ClinMicrobiol Infect Dis,2012,31(9):2227-2235.

[7] JAN J DE W,LIPMAN J,AKOVA M,et al. Erratum to:Risk factors for target non-attainment during empirical treatment with β-lactamantibiotics in critically ill patients. Intensive Care Med,2015,41(5):969.

[8] BLOT S,KOULENTI D,AKOVA M,et al. Does contemporary vancomycin dosing achievetherapeutic targets in a heterogeneous clinicalcohort of critically ill patients? Data from themultinational DALI study. Crit Care,2014,18(3):R99:1-11.

[9] RYBAK M J,LE J,LODISE T P,et al. Therapeutic monitoring of vancomycin for serious methicillin-resistant Staphylococcus aureus infections:arevisedconsensus guideline and review by the American Society of Health-system Pharmacists,the Infectious Diseases Society of America,the Pediatric Infectious Diseases Society and the Society of Infectious Diseases Pharmacists. Clin Infect Dis,2020,71(6):1361-1364.

[10] HE N,SU S,YE Z K,et al. Evidence-based guideline for therapeutic drug monitoring of vancomycin:2020 update by the Division of Therapeutic Drug Monitoring,Chinese Pharmacological Society. Clin Infect Dis,2020,71(S4):S361-S371.

# 第四节　抗菌药物联合应用

## 一、抗菌药物联合应用的意义

抗菌药物联合应用是治疗细菌感染的一种有效手段，临床联合应用抗菌药物的目的是使得抗菌谱更广，抗菌活性更强，延缓或减少耐药菌株的产生，有时可减少单个药物的用量，从而减少或避免该药物的不良反应。国内尚无 VRSA 临床分离株，针对其他常见的耐药革兰氏阳性球菌（MRSA、VRE、PRSP），万古霉素、替考拉宁、利奈唑胺、达托霉素、奎奴普丁 - 达福普汀、替加环素等均有很好的体外抗菌活性，因此一般情况下并不需要联合应用。但由于感染部位、抗菌药物的渗透性及病情轻重的不同，少数情况下仍有联合应用的必要。

## 二、抗菌药物联合应用的机制和优势

1. 协同作用　一种抗菌药物破坏细菌的细胞壁，增加另一种抗菌药物的穿透性而产生协同作用。如青霉素可破坏细菌的细胞壁，从而增加氨基糖苷类抗菌药物的穿透性产生协同作用，联合使用青霉素与链霉素治疗肠球菌性心内膜炎比单用青霉素更有效。

2. 作用于不同的 PBP　如氨苄西林主要作用于 PBP4 和 PBP5，而头孢曲松 / 头孢噻肟主要作用于 PBP2 和 PBP3，联合应用对粪肠球菌可产生协同杀菌作用。在 18 家医院进行的一项观察性队列研究发现，氨苄西林联合头孢曲松治疗粪肠球菌心内膜炎与氨苄西林联合庆大霉素疗效相当，且肾毒性更小。2015 年欧洲心脏病学会（European Society of Cardiology，ESC）

将此联合方案写入感染性心内膜炎控制指南。

3. 作用于核糖体不同靶位点　如奎奴普丁 - 达福普汀是由两种化合物组成的复方合剂,通过干扰 50S 核糖体亚基上 23S rRNA 的不同靶点来抑制细菌蛋白质的合成,两者发挥协同作用,对葡萄球菌、肺炎链球菌和屎肠球菌都具有抗菌活性。

4. 提高抗菌药物与细胞膜的结合力　达托霉素的作用机制为插入革兰氏阳性菌细胞膜内,使细菌的细胞膜去极化而使内容物外泄达到杀菌作用。在抗葡萄球菌 β- 内酰胺类抗菌药物存在时,可增加达托霉素与细胞膜的结合,提高其体外杀菌活性。目前已有研究显示在难治性金黄色葡萄球菌菌血症病例中,达托霉素与一种抗葡萄球菌 β- 内酰胺类抗菌药物联合使用可取得临床疗效。

5. 针对易形成生物被膜的感染　利福平具有很好的穿透生物被膜的特性,能杀死附着于异物的葡萄球菌,尤其是针对骨关节的耐药阳性菌感染,联合利福平治疗能使得另一种抗菌药物更好地进入感染部位。而利福平联合万古霉素或达托霉素也成为葡萄球菌引起的人工瓣膜心内膜炎(prosthetic valve endocarditis, PVE)治疗方案的重要选择。

6. 减少耐药性的产生　利福平体外针对 MRSA 均有较好的抗菌活性,夫西地酸对 MRSA 产生的 PVL 等有抑制作用,但长期单用均易产生耐药性。MRSA 感染时夫西地酸和利福平与阿米卡星或奈替米星联合用药,耐药发生明显减少。

## 三、抗菌药物联合应用的指征及方案

一般情况下,耐药革兰氏阳性球菌感染单药治疗能获得较好疗效,在大多数体外和动物研究中,MRSA

感染的联合治疗的理论前景尚未得到证实；且联合用药会增加药物不良反应和费用。因此需严格掌握指征，避免滥用。

联合应用的指征主要有：

1. 严重感染　在感染病灶明确、充分控制原发灶的前提下，单一抗菌药物剂量恰当但不能有效控制时可考虑联合用药。例如，2011 年 IDSA 指南推荐对于 MRSA 败血病万古霉素治疗失败的患者，可选择大剂量达托霉素联合其他药物（如庆大霉素、利福平、利奈唑胺、复方磺胺甲噁唑或抗葡萄球菌 β- 内酰胺类）治疗。2011 年，中国 MRSA 感染治疗策略专家共识推荐磷霉素与万古霉素联合用于金黄色葡萄球菌（包括 MRSA）等革兰氏阳性菌所致严重感染的治疗。关于肠球菌性菌血症的最佳治疗是单药治疗还是联合治疗，尚未达成共识，但学者认为在有心脏瓣膜病和 / 或病情危重情况下可以考虑联合治疗。

2. 特殊感染部位　单一抗菌药物治疗 PVE 较为困难，常需要抗菌药物联合治疗。针对葡萄球菌性 PVE，根据甲氧西林的敏感性，国内外均推荐头孢唑林或万古霉素联合氨基糖苷类及利福平的三联治疗方案；针对链球菌性 PVE，推荐使用青霉素联合庆大霉素的二联治疗方案；针对肠球菌性 PVE，推荐使用一种具有细胞壁活性的药物（青霉素、氨苄西林或万古霉素）加一种氨基糖苷类药物的二联治疗方案。针对 MRSA 引起的中枢感染，尽管万古霉素有较好的体外敏感性，但由于万古霉素透过血脑屏障较差，往往在颅内不能达到理想的浓度，可以联合磷霉素进行治疗。如葡萄球菌和肠球菌对万古霉素耐药或敏感性不佳，可使用高剂量达托霉素联合利福平。

3. 需要长疗程治疗的革兰氏阳性菌感染　MRSA

所致的骨、关节感染,通常疗程较长,除了外科综合治疗外,建议首选糖肽类静脉输注或联合应用利福平、夫西地酸钠治疗至少 8 周,之后再进行 1~3 个月的巩固治疗。巩固治疗通常采用利福平与其他口服抗菌药物,如 SMZ-TMP、四环素类或氟喹诺酮类抗菌药物联合。

4. 多重耐药或 MIC 明显增高的病原菌 2012 年中国万古霉素临床应用剂量专家共识推荐,针对 PRSP (MIC>1mg/L) 感染可选用万古霉素单用或联合利福平进行治疗。达托霉素耐药 MRSA 菌株中存在 "跷跷板效应",即 MRSA 对达托霉素的耐药性使 MRSA 对 β-内酰胺类抗菌药物敏感性增加,可能的机制是 MRSA 的 *mprF* 突变有助于恢复菌株对 β-内酰胺类抗菌药物的敏感性,达托霉素联合 β-内酰胺类抗菌药物可以通过细菌细胞壁肽聚糖插入改变、PBP2 离域和细胞膜上 PBP2a 数量的减少,进而联合发挥对 MRSA 的有效杀伤作用。目前对 VISA 和 VRSA 的最佳抗菌治疗方案尚不确定,国外报道可根据体外药敏结果至少选择一种敏感的抗菌药物进行治疗,如达托霉素、利奈唑胺、特拉万星、头孢洛林、米诺环素或奎奴普丁 - 达福普汀。对于有多重耐药的 VRE 感染(利奈唑胺耐药、达托霉素耐药及氨苄西林高度耐药),特拉万星加庆大霉素或奎奴普丁 - 达福普汀,将是一种合理的考虑。有个案报道联合替加环素和达托霉素来治疗 VRE 感染。

## 四、抗菌药物联合应用的注意事项

1. 应选择作用协同或相加的药物联合使用 体外试验表明 β-内酰胺类、氟喹诺酮类和氨基糖苷类抗菌药物之间均有协同作用。

2. 肾毒性药物联合使用时需密切监测 如万古霉素和氨基糖苷类抗菌药物联合使用,单用万古霉素肾毒性的发生率为 1%~5%，但合用氨基糖苷类抗菌药物后肾毒性的发生率达到 14%~35%。因此两者联合应用时需密切监测肾功能。

综上所述，可得到以下结论：

1. 链球菌和肠球菌的感染，常用青霉素类联合氨基糖苷类进行治疗，多用于感染性心内膜炎或血流感染患者；也可根据情况选择万古霉素联合其他药物。

2. VRE 可选择利奈唑胺、达托霉素、替加环素等作为基础的联合治疗。

3. 针对 MRSA 严重感染，单药治疗效果不佳时，可选择万古霉素或达托霉素或利奈唑胺联合其他药物（如庆大霉素、利福平、磷霉素、SMZ-TMP 或 β- 内酰胺类等）治疗。

4. 人工瓣膜 MRSA 感染性心内膜炎常需要 3 种药物联合治疗。

5. 骨关节 MRSA 感染的后期巩固治疗可应用利福平与其他口服抗菌药物（如 SMZ-TMP、四环素类或氟喹诺酮类）联合治疗。

（周志慧　俞云松）

▶ **参考文献**

[1] FERNÁNDEZ-HIDALGO N, ALMIRANTE B, GAVALDÀ J, et al. Ampicillin plus ceftriaxone is as effective as ampicillin plus gentamicin for treating enterococcus faecalis infective endocarditis. Clin Infect Dis, 2013, 56(9): 1261-1268.

[2] HABIB G, LANCELLOTTI P, ANTUNES M J, et al. 2015 ESC Guidelines for the management of infective endocarditis. Rev Esp Cardiol (Engl Ed), 2016, 69(1): 69.

［3］DHAND A,BAYER A S,POGLIANO J,et al. Use of antistaphylococcal beta-lactams to increase daptomycin activity in eradicating persistent bacteremia due to methicillin-resistant Staphylococcus aureus:role of enhanced daptomycin binding. Clin Infect Dis,2011,53(2):158-163.

［4］LIU C,BAYER A,COSGROVE S E,et al. Clinical practice guidelines by the infectious diseases society of america for the treatment of methicillin-resistant Staphylococcus aureus infections in adults and children. Clin Infect Dis,2011,52(3): e18-e 55.

［5］中华医学会甲氧西林耐药金黄色葡萄球菌感染治疗策略专家组 . 甲氧西林耐药金黄色葡萄球菌感染的治疗策略专家共识 . 中国感染与化疗杂志,2011,11(6):401-415.

［6］CHA R,BROWN W J,RYBAK M J. Bactericidal activities of daptomycin,quinupristin-dalfopristin and linezolid against vancomycin-resistant Staphylococcus aureus in an in vitro pharmacodynamic model with simulated endocardial vegetations. Antimicrob Agents Chemother,2003,47(12): 3960-3963.

［7］SARAVOLATZ L D,PAWLAK J,JOHNSON L B. In vitro susceptibilities and molecular analysis of vancomycin-intermediate and vancomycin-resistant Staphylococcus aureus isolates. Clin Infect Dis,2012,55(4):582-586.

［8］JASPAN H B,BROTHERS A W,CAMPBELL A J,et al. Multidrug-resistant Enterococcus faecium meningitis in a toddler:characterization of the organism and successful treatment with intraventricular daptomycin and intravenous tigecycline. Pediatr Infect Dis J,2010,29(4):379-381.

［9］RENZONI A,KELLEY W L,ROSATO R R,et al. Molecular bases determining daptomycin resistance-mediated resensitization to β-Lactams(seesaw effect) in methicillin-resistant Staphylococcus aureus. Antimicrob Agents Chemother,2016,61(1):e01634-16.

[10] DAVIS J S,VAN HAL S,TONG S Y. Combination antibiotic treatment of serious methicillin-resistant Staphylococcus aureus infections. Semin Respir Crit Care Med,2015,36(1):3-16.

# 第四章 耐药革兰氏阳性菌感染病原治疗

## 第一节 总 论

临床常见的革兰氏阳性菌包括链球菌、肺炎链球菌、肠球菌以及葡萄球菌。A群链球菌常引起皮肤软组织感染，B群链球菌是新生儿感染的重要病原菌，而草绿色链球菌则是天然瓣膜感染性心内膜炎（IE）的重要病原菌。肺炎链球菌常导致化脓性脑膜炎、中耳炎、咽扁桃体炎、窦炎和肺炎。肠球菌导致的疾病包括IE、泌尿系统感染和中枢神经系统感染。葡萄球菌属包括金黄色葡萄球菌和凝固酶阴性葡萄球菌。金黄色葡萄球菌因其致病性强、耐药性高以及传播性广而被临床高度重视。上述革兰氏阳性菌由于导致的疾病不同，特别是耐药性的不同，在临床中的地位和意义也有所不同。如链球菌属仍然保持了对青霉素较高的敏感性，可供选择的药物多；肺炎链球菌则因为对青霉素耐药性的出现，加之同类药物间交叉耐药问题，使治疗选择减少；肠球菌对很多抗菌药物固有耐药，用于其治疗的药物本就不多，要关注不同耐药水平需要选择不同的抗菌药物；金黄色葡萄球菌自20世纪60年代开始通过产生青霉素酶介导对青霉素耐药，伴随着对青霉素酶稳定的半合成青霉素（苯唑西林、甲氧西林等）的临床应用，又出现了通过靶位改变对苯唑西林和甲氧西林耐药的菌株（如MRSA），成为临床上最重要的耐药革兰氏阳性菌。因此本章内容主要讨论MRSA、VRE和PRSP的治疗。

抗菌治疗要关注其感染部位(呼吸道、脑膜炎)和耐药程度(PISP、PRSP)。呼吸道感染治疗中应根据不同的耐药水平选择不同的抗菌药物。脑膜炎要根据青霉素和头孢曲松的 MIC 选择不同的治疗药物,甚至必要的联合治疗。

肠球菌抗菌治疗应根据是否氨苄西林耐药、是否万古霉素耐药来决定药物的选择。针对 VRE 可选择的药物包括利奈唑胺和达托霉素,以及国内还未上市的奎奴普丁等。研究表明,高剂量的达托霉素(≥9mg/kg)生存率高于低剂量(6~8mg/kg);利奈唑胺和高剂量达托霉素是预测低死亡风险的独立因子。

MRSA 抗感染治疗较为复杂,原因是其导致的临床疾病众多。其中最具临床意义的包括血流感染、IE、肺炎、骨髓炎、蜂窝织炎和伤口感染。目前用于 MRSA 感染治疗的主要药物包括糖肽类的万古霉素、噁唑烷酮类的利奈唑胺、环脂肽类的达托霉素。治疗药物的选择需要综合考虑以下几个方面作出临床决策。

1. 适应证 虽然超说明书用药有时是临床救治患者的重要手段,但在临床实践中要充分平衡利弊和风险作出决定。

2. 给药途径 比如利奈唑胺口服生物利用度高而常被用于门诊治疗 MRSA 感染或序贯治疗药物。

3. 耐药性 尽管万古霉素对 MRSA 的 MIC 增高与治疗预后的因果关系尚不清楚,但当前的共识是高万古霉素 MIC(浓度梯度法 >2mg/L,稀释法 >1mg/L)可能导致 MRSA 血流感染病死风险增加。临床医生需要充分了解所在医疗机构万古霉素 MIC 的检测方法,因为不同的检测方法可能存在高估或低估 MIC 的问题。

4. 临床疗效 当前,MRSA 侵袭性感染,如 MRSA

肺炎和血流感染的临床治疗效果不令人满意,基础和临床仍在进行旨在改善临床结局的相关研究,包括如何优化万古霉素的临床应用(通过峰谷浓度监测甚至是第一次给药后的浓度监测使万古霉素浓度早期达标)。优化达托霉素剂量、利奈唑胺在特殊人群皮肤及软组织感染治疗中的潜在优势以及联合治疗(肺炎和血流感染)的地位至关重要。

(1)关于 MRSA 肺炎:2010 年,IDSA 推荐万古霉素和利奈唑胺用于 MRSA 肺炎的治疗。此后利奈唑胺与万古霉素头对头的临床研究(ZEPHyER)称利奈唑胺的临床疗效显著优于万古霉素,但这项研究也引起了广泛的讨论。随后发表的包括前述研究在内的荟萃分析表明,两者在临床疗效和安全性上没有差异。近期有动物实验研究发现利奈唑胺联合利福平对于 MRSA 肺炎可以改善疗效,包括 *cfr* 基因阳性 MRSA 肺炎;但仍缺乏临床研究。

(2)关于 MRSA 血流感染:在达托霉素为研究对象、万古霉素为对照的 MRSA 血流感染的临床研究中,达托霉素治疗 MRSA 血流感染的临床疗效高于万古霉素,但是差异没有统计学意义。2010 年,IDSA MRSA 感染治疗指南推荐达托霉素(A I)和万古霉素(A II)用于治疗 MRSA 血流感染。2015 年欧洲心脏病学会年会发表的感染性心内膜炎指南推荐万古霉素 30mg/(kg·d),达托霉素 ≥8mg/(kg·d)。

(3)关于万古霉素治疗失败:MRSA 血流感染治疗药物有限,评价万古霉素治疗失败时要考虑病灶控制、治疗反应、治疗时间、万古霉素 MIC 以及万古霉素剂量优化使用等问题,综合作出判断。

(4)关于早期转换治疗:有两项研究表明,在万古霉素 MIC>1mg/L(稀释法)时 MRSA 治疗早期转换成达托霉素可能带来更好的临床疗效。但需要指出的是，这两项研究都是回顾性的历史对照或病理对照研究，需要更高级别的临床研究来验证早期转换治疗的临床地位。

（5）关于联合治疗：相关研究主要集中在 MRSA 血流感染。研究表明，主要抗 MRSA 活性药物之间的联合没有实验室和临床证据。联合 β- 内酰胺类成为研究热门，却没有明确联合哪种 β- 内酰胺更好，但具有抗 MRSA 活性的第五代头孢菌素数据较多；研究方向从"挽救性治疗"向"初始治疗"发展的趋势，可能改变 MRSA 血流感染治疗策略；还有研究发现联合 β- 内酰胺类可能有助于减缓耐药的发生和发展。其他联合也需要给予关注，特别是特殊感染部位，如联合磷霉素、SMZ-TMP 治疗骨关节感染。

（6）其他：利奈唑胺对金黄色葡萄球菌产生的诸多毒素的抑制作用也是近期的研究热点。与体外的强有力证据相比，支持抗菌药物调节金黄色葡萄球菌毒力因子的数据相当微弱，缺乏数据的主要原因是金黄色葡萄球菌感染所致疾病的多样性，很难设计出足以评估具有调节毒力因子的抗菌药物作用于临床试验。临床指南对于抑制蛋白合成的抗菌药物（如利奈唑胺）与标准（如万古霉素）的推荐也不尽相同。相比 IDSA、加拿大指南，英国指南似乎更强调体外和临床前动物感染模型数据，推荐使用利奈唑胺和克林霉素。

5. 安全性问题　和其他抗菌药物一样，抗 MRSA 药物都有其各自的副作用，需要临床医生平衡后作出选择。

6. 成本 - 效益问题　这是影响临床决策的一方面。需要指出的是，治疗失败和副作用导致的再次治疗是使成本增加的重要原因。

7. 对耐药趋势的潜在影响　细菌耐药是抗感染药物的独特特性,因此,在抗菌药物的临床应用中不同类别抗菌药物对耐药趋势的潜在影响,也是临床医生应该思考的问题之一。

总而言之,耐药阳性球菌感染,特别是 MRSA 感染治疗药物的不断研发和上市,使其治疗多样化成为可能。

（陈佰义）

# 第二节　葡萄球菌属感染的抗菌治疗

葡萄球菌属感染（*Staphylococci* infection）是临床常见的感染之一。葡萄球菌属于微球菌科葡萄球菌属,已发现 36 种,可导致人类感染者约 10 余种,其中以金黄色葡萄球菌和路登葡萄球菌毒力最强。除金黄色葡萄球菌、中间葡萄球菌、家畜葡萄球菌为凝固酶阳性葡萄球菌外,其余均为凝固酶阴性葡萄球菌（coagulase negative *Staphylococcus*,CNS）,凝固酶可阻碍细胞吞噬并有利于血栓形成。

20 世纪 60 年代以前,青霉素曾是治疗葡萄球菌最有效的抗菌药物,但随着青霉素在临床上的广泛应用,出现了产青霉素酶的葡萄球菌,目前临床上分离到的葡萄球菌 90% 以上对青霉素耐药。甲氧西林敏感的葡萄球菌（methicillin-sensitive *Staphylococcus*,MSS）绝大部分是不产青霉素酶的。耐甲氧西林葡萄球菌（methicillin-resistant *Staphylococcus*,MRS）包括 MRSA 和 MRCNS。葡萄球菌对 β- 内酰胺类耐药的主要机制是其染色体上获得了 *mecA* 基因,它编码的 PBP2a 与 β- 内酰胺类的亲和力极低,能在高浓度 β- 内酰胺类环境中维持细菌细胞壁的合成,造成对目前临床使用的绝大多数 β-

内酰胺类耐药。更具威胁的是,美国 2002 年报道的 VRSA 感染病例,对万古霉素耐药的主要机制是获得了质粒介导的 *vanA* 基因,阻碍万古霉素与肽聚糖前体上的靶位结合从而产生耐药。除 VRSA,近年来又相继出现了耐利奈唑胺金黄色葡萄球菌(linezolid resistant *Staphylococcus aureus*,LRSA)和耐达托霉素金黄色葡萄球菌(daptomycin resistant *Staphylococcus aureus*,DRSA)。

MRSA 的毒力主要以一系列毒素的黏附和免疫逃逸为主的多种因素共同决定,主要决定因素编码在可动遗传因子(mobile genetic element,MGE)上。其编码的毒素包括超抗原 - 中毒性休克综合征毒素(toxic shock syndrome toxin,TSST)、杀白细胞素(PVL)和表皮剥脱毒素(exfoliative toxin,ET)等。其中 PVL 是一种可诱导白细胞溶解的外毒素,通常与早期皮肤感染有关,MRSA 这一分子特征有助于区分社区获得性和医院获得性感染菌株。社区获得性感染菌株通常携带 *PVL* 基因,而在医院获得性中则很少见。此外,MRSA 可产生生物被膜,其除了能使细菌附着在生物或非生物表面,还能有效防止抗菌药物和宿主的免疫攻击,有助于 MRSA 的感染和定植。

根据感染获得地点的不同,MRSA 可分为医疗相关性耐甲氧西林金黄色葡萄球菌[ healthcare-associated MRSA(HCA-MRSA),包括医疗相关性医院发病耐甲氧西林金黄色葡萄球菌(healthcare-associated hospital-onset MRSA,HCA-HO-MRSA)和医疗相关性社区发病耐甲氧西林金黄色葡萄球菌(healthcare-associated community-onset MRSA,HCA-CO-MRSA)]和社区获得性耐甲氧西林金黄色葡萄球菌(community-associated MRSA,CA-MRSA)。

(1)HCA-MRSA 指分离自有医疗危险因素患者(如

接触过医院或医疗保健机构人员或住院或有医疗植入物等)的菌株,这些感染可以发生在医院/医疗保健机构内(医院发作)或出院后的社区内(社区发作)。HCA-HO-MRSA 感染是指患者入院 48 小时后发生的 MRSA 感染。HCA-CO-MRSA 感染发生在社区,且需具备下列至少一项医疗相关危险因素:①有 MRSA 定植或感染病史;②在 1 年内有住院、手术、透析或住在长期护理机构。

(2)CA-MRSA 是从门诊或住院 48 小时内患者的感染部位分离到的 MRSA 菌株。这些患者既往无 MRSA 感染或定植病史,无留置导管或人工医疗装置,无手术、透析病史,1 年内未曾人住医院或养老院。

HCA-MRSA 和 CA-MRSA 在微生物特征、细菌耐药性及临床感染特点方面存在一定的差异(表 4-1),但是由于患者和病原菌在医院与社区之间的流动,以及 CA-MRSA 定植或感染患者入院后出现医院内感染暴发,使得 CA-MRSA 和 HCA-MRSA 之间的界限变得模糊。因此有学者建议确诊 CA-MRSA 还需基因型证据,当前国际上主要依据分子流行病学、葡萄球菌染色体基因盒(staphylococcal cassette chromosome mec,*SCCmec*)及毒力因子检测区分 MRSA 的不同基因型,这对于明确 CA-MRSA 菌株具有重要的意义。

表 4-1　HCA-MRSA 与 CA-MRSA 比较

| | HCA-MRSA | CA-MRSA |
|---|---|---|
| 感染人群 | 住院患者,尤其多见于老年、体弱、慢性病或危重患者 | 门诊患者,多为学生、运动员、军人等健康年轻人 |
| 感染部位 | 无明显感染灶的菌血症,外科感染或侵入性导管相关感染、呼吸机相关性肺炎 | 蜂窝织炎、皮肤脓肿,也有社区获得性坏死性肺炎、骨关节感染 |

续表

| | HCA-MRSA | CA-MRSA |
|---|---|---|
| 传播途径 | 医疗机构内,居家接触很少传播 | 社区获得性,可以在家庭或运动队内传播 |
| 既往病史 | MRSA 感染或定植史,近期外科手术、住院、使用抗菌药物及血液透析史,留置导管 | 无既往病史及接触医疗机构史 |
| 感染菌株毒力 | 在社区的传播能力有限 | 容易发生社区内传播,可引起坏死性软组织感染或肺部感染 |
| 药物敏感性 | 多重耐药,可选用药物有限 | 对多种非 β- 内酰胺类敏感 |
| 耐药基因 | *SCCmec* Ⅰ~Ⅲ | *SCCmec* Ⅳ~Ⅷ |

尽管流行病学研究发现 MRSA、MRCNS 以及 HCA-MRSA、CA-MRSA 对不同抗菌药物的耐药率不尽相同,但在治疗用药上却有众多共同之处。基于越来越多的 MRSA 对临床造成的严重威胁,2011 年 IDSA 颁布了《成人与儿童 MRSA 感染治疗的临床实践指南》,同年中华医学会颁布了《甲氧西林耐药金黄色葡萄球菌感染防治专家共识》,2021 年英国感染协会(British Infection Association,BIA)等发布了《MRSA 的治疗:英国最新指南》,旨在为临床上合理应用抗菌药物提供帮助。

临床上治疗不产青霉素酶的 MSS 引起的感染可选用 β- 内酰胺类抗菌药物,包括青霉素类、头孢菌素类、β- 内酰胺类 /β- 内酰胺酶抑制剂合剂、单环菌素类、碳青霉烯类等抗菌药物。治疗 MRSA 和 MRCNS 引起的感染除可选用万古霉素、替考拉宁、利奈唑胺、达托霉素等外,还可考虑联合用药,如万古霉素与利福平或庆大霉素(2mg/kg)联合应用,治疗深部组织 MRSA 感染效果良好。耐药葡萄球菌的病原治疗方案见表4-2。

表 4-2 耐药葡萄球菌的病原治疗

| 抗菌药物及给药方案 | 治疗方案扼要评析 |
| --- | --- |
| 万古霉素:15~20mg/kg q.8h.~q.12h. 静脉滴注,单次最大剂量不超过2g;危重患者可以25~30mg/kg 作为负荷剂量,延长滴注时间到2h | 根据现有指南证据,万古霉素仍是目前应用最为广泛的抗 MRSA 药物,可用于 SSTI、血流感染、肺部感染、骨和关节感染以及颅内感染。预测万古霉素疗效最好的药动学指数是 AUC/MIC。对于疑似或确诊严重 MRSA 感染的患者,推荐将个体化给药 AUC/MIC 目标值设定为 400~600(假设万古霉素 MIC=1mg/L)以达到最佳的临床疗效,同时提高患者的用药安全性。若 MIC≤1mg/L,要达到此目标需要的万古霉素谷浓度为15~25mg/L;若 MIC≤0.5mg/L,则均可达到此目标;若 MIC≥2mg/L,则即使强化治疗也不能达到目标。对于肾功能不全患者应予减量并监测万古霉素谷浓度。治疗重症感染时可与其他药物联用:①万古霉素静脉滴注 + 庆大霉素 1mg/kg q.8h. 静脉滴注 + 利福平 300mg q.8h. 静脉滴注或口服,推荐用于人工瓣膜心内膜炎;②万古霉素静脉滴注 + 磷霉素钠 4~12g,分 2~3 次静脉滴注,磷霉素分子量小、不与血浆蛋白结合,在组织体液中广泛分布,毒性低微,与万古霉素或去甲万古霉素联用治疗 MRSA |

续表

| 抗菌药物及给药方案 | 治疗方案扼要评析 |
| --- | --- |
| 去甲万古霉素:0.8g q.12h. 静脉滴注,体重 >60kg 者 1.2g q.12h. 静脉滴注 | 去甲万古霉素系我国研制药,其结构较万古霉素侧链上少一甲基,其抗菌谱、不良反应均与之相仿 |
| 替考拉宁:第 1 天负荷剂量 400mg(或 6mg/kg) 静脉滴注 30min q.8h.; 以后维持剂量 6~10mg/kg q.d. 给药 | 口服不吸收,需根据肾功能调整剂量,消除半衰期 47~100h,且蛋白结合率高达 90% 以上,因此体内清除缓慢,并且持续肾脏替代治疗(CRRT)清除有限,对于白蛋白水平正常且接受 CRRT 患者,可按照肌酐清除率调整给药剂量 |
| 达托霉素:6mg/kg q.d. 静脉滴注 | 达托霉素对绝大多数革兰氏阳性菌具有快速杀菌活性,可穿透生物膜,对静止期细菌也具有较强的杀菌作用。主要治疗血流感染和右心感染性心内膜炎及皮肤软组织感染;未被批准用于呼吸道感染 |
| 利奈唑胺:0.6g q.12h. 静脉滴注或口服 | 利奈唑胺口服生物利用度 100%,并且肺组织浓度高,在体外对 VRSA 敏感;长期应用的不良反应主要是血液系统毒性,包括血小板减少、贫血和白细胞减少,血小板减少与疗程相关,多发生于疗程超过 2w 者,属可逆性 |
| 克林霉素:0.6g q.8h. 静脉滴注或口服 | 体外试验表明其对 CA-MRSA 的敏感率高于 HCA-MRSA,对骨、关节和局部脓肿有很好的穿透性,但不建议用于治疗血流感染 |
| 特拉万星:10mg/kg q.d. 静脉滴注 | 是万古霉素半合成衍生物;可使凝血酶原时间和部分活化凝血活酶时间延长,需进行监测;同时需根据肾功能调整剂量 |

续表

| 抗菌药物及给药方案 | 治疗方案扼要评析 |
|---|---|
| 头孢洛林酯:0.6g q.12h. 静脉滴注 | 为第五代头孢菌素,于 2010 年获 FDA 批准上市,主要用于急性皮肤软组织感染及社区获得性肺炎。有研究表明,其体外抗菌活性优于万古霉素、利奈唑胺及达托霉素 |
| 替加环素:首剂 0.1g, 以后 50mg q.12h. 静脉滴注 | 所用剂量偏低,血药浓度低主要用于补救治疗;不能穿透血脑屏障;肾功能障碍者无须调整剂量。治疗重症感染时可按说明书推荐剂量加倍 |
| 复方磺胺甲噁唑 3.5~4mg/kg q.8h.~q.12h. 口服或静脉滴注 + 利福平 600mg q.d. 口服 | 推荐用于骨髓炎或化脓性关节炎,但需注意肾毒性等不良反应 |

(万献尧 李文雯)

▶ **参考文献**

[ 1 ] LIU C,BAYER A,COSGROVE S E,et al. Clinical practice guidelines by the infectious diseases society of America for the treatment of methicillin-resistant Staphylococcus aureus infections in adults and children. Clin Infect Dis,2011,52(3):e18-55.

[ 2 ] THWAITES G E,EDGEWORTH J D,GKRANIA-KLOTSAS E,et al. Clinical management of staphylococcus aureus bacteremia. Lancet Infect Dis,2011,11(3):208-222.

[ 3 ] MEDIAVILLA J R,CHEN L,MATHENMA B,et al. Global epidemiology of community-associated methicillin resistant Staphylococcus aureus(CA-MRSA). Curr Opin Microbiol,

2012,15(5):588-595.

[4] 刘明君,张永利,万献尧.耐甲氧西林金黄色葡萄球菌生物被膜研究进展.中华内科杂志,2020,59(6):473-476.

[5] RYBAK M J,LOMAESTRO B M,ROTSCHAFER J C,et al. Vancomycin therapeutic guidelines:a summary of consensus recommendations from the infectious diseases Society of America,the American Society of Health-System Pharmacists, and the Society of Infectious Diseases Pharmacists. Clin Infect Dis,2009,49(3):325-327.

[6] MICHAEL J,JENNIFER LE,THOMAS P,et al. Therapeutic monitoring of vancomycin for serious methicillin-resistant staphylococcus aureus infections:a revised consensus guideline and review by the American Society of Health-system Pharmacists,the Infectious Diseases Society of America,the Pediatric Infectious Diseases Society,and the Society of Infectious Diseases Pharmacists. Clin Infect Dis,2020,71(6):1361-1364.

[7] 耐甲氧西林金黄色葡萄球菌感染防治专家委员会.耐甲氧西林金黄色葡萄球菌感染防治专家共识2011年更新版.中华实验和临床感染病杂志(电子版),2011,5(3):372-384.

[8] ARIAS C A,CONTRERAS G A,MURRAY B E. Management of multidrug-resistant enterococcal infections. Clin Microbiol Infect,2010,16(6):555-562.

[9] MERMEL L A,ALLON M,BOUZA E,et al. Clinical practice guidelines for the diagnosis and management of intravascular catheter-related infection:2009 Update by the Infectious Diseases Society of America. Clin Infect Dis,2009,49(1):1-45.

[10] BROWN N M,BROWN E M,GOODMAN A L,et al. Treatment of methicillin-resistant Staphylococcus aureus(MRSA): updated guidelines from the UK. Journal of Antimicrobial Chemotherapy,2021,76(6):1377-1378.

# 第三节 耐药肠球菌感染的抗菌治疗

肠球菌（enterococcus）属链球菌科,是人类和动物肠道正常菌群的一部分,通常见于从腹腔和盆腔感染患者分离的混合菌群中。既往认为肠球菌属细菌是对人类无害的共栖菌,但近年的研究已证实了肠球菌属细菌的致病力。肠球菌属细菌可导致社区获得性感染,也可导致医院获得性感染,且后者呈增多趋势。目前肠球菌属细菌已成为医院感染的重要病原菌之一,在尿路和手术部位感染病原菌中可居第 2 位,在血流感染病原菌中居第 3 位。肠球菌属细菌不仅可引起尿路感染、皮肤软组织感染等,还可引起危及生命的腹腔感染、血流感染、心内膜炎和脑膜炎等。近年来临床上还出现了万古霉素耐药肠球菌的感染,其所致感染多发生于重症、实体肿瘤和血液系统恶性肿瘤等患者中。

肠球菌属细菌有 30 多个亚型,其中对人类致病者主要为粪肠球菌和屎肠球菌。2020 年 CHINET 中国资料显示,在 251 135 临床分离株中屎肠球菌占 4.35%、粪肠球菌占 3.8%,分居第 6 位和第 7 位。

肠球菌属细菌的耐药性包括固有耐药、获得性耐药及耐受性 3 种,以前两者较为重要。由于肠球菌细胞壁坚厚,对头孢菌素类、林可酰胺类、大环内酯类、磺胺类等许多抗菌药物表现为固有耐药。对青霉素类、氨基糖苷类和万古霉素等常为获得性耐药。粪肠球菌对各种抗菌药物的敏感性高于屎肠球菌。

肠球菌属细菌对青霉素、氨苄西林、阿莫西林中度敏感。肠球菌属细菌对青霉素类的耐药机制主要为细菌产生一种特殊的青霉素结合蛋白,其对青霉素亲和力减低,从而导致耐药。此种耐药以屎肠球菌多见。青霉素类不能导致肠球菌属细菌自溶,因此对肠球菌属细菌而言,青霉素为抑菌剂,而非杀菌剂。少数情况下,细菌可产生大量青霉素酶导致耐药,但通常用头孢硝噻吩纸片不易检出,因此其确切发生率可能被低估。

肠球菌属细菌对氨基糖苷类抗菌药物的耐药性有2种:①中度耐药性,系细胞壁渗透障碍所致,此种耐药菌对青霉素或糖肽类联合氨基糖苷类敏感;②高度耐药性(庆大霉素 MIC≥500mg/L,链霉素≥2 000mg/L),系细菌产生质粒介导的氨基糖苷类灭活酶 APH(2″)-AAC(6″)等所致,此种耐药菌对青霉素或糖肽类与氨基糖苷类的协同作用消失。因此测定肠球菌属细菌对氨基糖苷类的耐药程度,对于临床用药有重要的参考意义。

肠球菌属细菌对万古霉素的耐药基因型有 *vanA*、*vanB*、*vanC*、*vanD*、*vanE*、*vvanG*、*vanL*、*vanM*、*vanN*,其中仅 *vanC* 型是天然耐药。医院内流行的主要是 *vanA* 和 *vanB* 型。*vanA* 型菌株对万古霉素及替考拉宁均高度耐药;*vanB* 型菌株对万古霉素可呈现不同程度的耐药,而对替考拉宁敏感;*vanC* 型菌株为异质性耐药,细菌对万古霉素呈低度耐药,对替考拉宁敏感;*vanD* 型菌株对万古霉素呈中介,对替考拉宁呈低度耐药或敏感;*vanE* 型对万古霉素呈低度耐药,对替考拉宁敏感。

2020 年 CHINET 中国资料显示:粪肠球菌中万古霉素耐药菌株的检出率为 0%、屎肠球菌中万古霉素耐药菌株的检出率为 1.1%,携带 *vanA*、*vanB* 或 *vanM* 型基因。肠球菌属细菌中粪肠球菌对多数测试抗菌药物的耐药率均显著低于屎肠球菌。耐药肠球菌感染的病原治疗方案见表 4-3。

表4-3 耐药肠球菌感染的病原治疗

| 抗菌药物及给药方案 | 治疗方案扼要评析 |
|---|---|
| 万古霉素：15~20mg/kg q.8h.~q.12h. 静脉注，单次最大剂量不超过2g；重症感染患者可于25~30mg/kg负荷剂量，延长输注时间到2h | 适用于氨苄西林耐药菌株或青霉素过敏患者，对VRE无效。血药谷浓度宜维持在10~20mg/L，重症感染需维持在15~20mg/L。肾功能减退患者根据肾功能调整给药剂量 |
| 替考拉宁：负荷剂量 400~800mg（或 6~12mg/kg）q.12h.×（3~5）剂，维持剂量 400~800mg（6~12mg/kg）q.d. 静脉给药 | 对肠球菌属的抗菌活性优于万古霉素，对 vanB 型菌株有效。消除半衰期长，可每日给药1次。不能透过血脑屏障 |
| 利奈唑胺：600mg q.12h. 静脉滴注或口服 | 对VRE具有高度抗菌活性，可用于 VRE 所致各种感染的治疗，包括血流感染和心内膜炎。口服制剂生物利用度达100%，可以有效用于序贯疗法。不良反应主要为骨髓抑制，尤其是血小板减少 |
| 泰地唑胺：200mg q.d. 静脉滴注或口服 | 为新型噁唑烷酮类，其抗菌活性显著强于利奈唑胺，对部分利奈唑胺耐药菌株亦有活性，且不良反应更少 |

续表

| 抗菌药物及给药方案 | 治疗方案扼要评析 |
|---|---|
| 达托霉素：6~8mg/kg q.d. 静脉滴注 | 在 8~10mg/kg 剂量时对耐药肠球菌具有杀菌活性，可用于 VRE 所致的各种感染，包括血流感染和心内膜炎。用药期间需常规监测肌酸激酶（CK） |
| 奎奴普丁 - 达福普汀：7.5mg/kg i.v. q.8h. | 对万古霉素耐药肠球菌具有活性，但粪肠球菌固有耐药。然而，近期新修订的说明书删除了尿肠球菌的药敏折点，并删除了万古霉素耐药尿肠球菌感染的适应证 |
| 脂糖肽类<br>（特拉万星 750mg q.d. 静脉滴注<br>奥他万星单剂量方案 1 200mg，静脉滴注<br>达巴万星两剂量方案：D1:1 000mg, D7:500mg，静脉滴注） | 对万古霉素敏感菌株及 vanB 耐药菌株具有抗菌活性，但特拉万星作用较弱，仅奥他万星对 vanA 菌株具有抗菌活性。该类药物治疗肠球菌感染的疗效与对照药相仿。目前不常规推荐应用 |

| 抗菌药物及给药方案 | 治疗方案扼要评析 |
| --- | --- |
| 替加环素：首剂100mg，以后50mg q.12h. 静脉滴注 | 为抑菌剂，虽然体外对肠球菌具有活性，但并未批准用于其所致感染的治疗。虽有报告显示该药与达托霉素联合治疗心内膜炎有效，但由于在多项非劣效研究中病死率较高，通常不用于此类感染 |
| 磷霉素 12~16g/d，静脉滴注分次给药，或磷霉素氨丁三醇 3.0g q.d. 静脉滴注 | 在体外对类肠球菌和尿肠球菌均有抗菌活性，包括万古霉素耐药菌株，可用于该类菌所致尿路感染的治疗 |
| 氨苄西林（阿莫西林）+ 庆大霉素静脉滴注 | 对于耐万古霉素的肠球菌中的 vanA 型，如菌株对氨苄西林（阿莫西林）和氨基糖苷类均具一定敏感性，则治疗仍选择两者联合应用 |
| 替考拉宁 + 庆大霉素静脉滴注 | vanB 型耐药菌株如对氨基糖苷类并非高度耐药，替考拉宁与氨基糖苷类联合治疗可能有效，但有用药过程中出现 vanB 型菌株对替考拉宁耐药的报道 |
| 呋喃妥因：100mg t.i.d. 静脉滴注 | 由于大部分肠球菌包括万古霉素耐药菌株仍对呋喃妥因敏感，因此呋喃妥因亦可用于肠球菌属细菌所致下尿路感染的治疗 |

续表

| 抗菌药物及给药方案 | 治疗方案扼要评析 |
|---|---|
| 氟喹诺酮类（左氧氟沙星 500mg q.d. 静脉滴注、莫西沙星 400mg q.d. 静脉滴注） | VRE 对氟喹诺酮类药物的敏感性虽变异异较大，但治疗尿路感染及皮肤软组织感染时能有效。由于耐药率愈来愈高，应根据药物敏感试验结果选用 |
| 四环素类（多西环素 100mg b.i.d. 静脉滴注或口服、米诺环素 100mg b.i.d. 静脉滴注或口服） | VRE 对四环素类的敏感性变异异较大，但治疗尿路感染及皮肤软组织感染时能有效。应根据药敏试验结果选用 |
| 氯霉素：2~3g/d，分 2~3 次，静脉滴注 | 过去曾用于万古霉素耐药肠球菌的治疗，但由于药物供应不足、耐药及血液系统毒性等问题，现在很少应用 |
| 康替唑胺：800mg q.12h. 口服 | 为新型噁唑烷酮类，对需氧革兰氏阳性菌：金黄色葡萄球菌（包括甲氧西林耐药和敏感）、链球菌属（包括化脓性链球菌、咽峡炎链球菌、无乳链球菌和停乳链球菌）和革兰氏阳性菌（包括厌氧消化链球菌、不解糖消化链球菌、大芬尼尔德菌、纽式放线菌和贪婪丙酸杆菌）有效。用于治疗上述病原菌引起的复杂性皮肤软组织感染，在轻度肾功能不全及轻中度肝功能不全患者中无须调整剂量 |

康替唑胺是一种新型的噁唑烷酮类抗菌药物,用于治疗 MRSA、VRE 等耐药菌导致的感染,由我国制药公司自主研发。在针对复杂性皮肤软组织感染的Ⅲ期临床试验结果中显示(药物试验中给药方案是 800mg b.i.d. p.o.,7~14 天),其与利奈唑胺比较临床治愈率相似,分别为 93.0% 和 93.4%,但血液系统相关不良反应明显低于利奈唑胺,两者导致的血小板较基线下降超过 30% 的患者比例分别为 2.5% 及 25.4%。2021 年 6 月 2 日中国国家药品监督管理局(NMPA)批准康替唑胺上市用于复杂性皮肤软组织感染。

(杨 薇 贺 蓓)

## ▶ 参考文献

[1] SULEYMAN G,ZERVOS M J. Safety and efficacy of commonly used antimicrobial agents in the treatment of enterococcal infections:a review. Expert Opin Drug Saf,2016,15(2):153-167.

[2] O'DRISCOLL T,CRANK C W. Vancomycin-resistant enterococcal infections:epidemiology,clinical manifestations,and optimal management. Infect Drug Resist,2015,24(8):217-230.

[3] BARBER K E,KING S T,STOVER K R,et al. Therapeutic options for vancomycin-resistant enterococcal bacteremia. Expert Rev Anti Infect Ther,2015,13(3):363-377.

[4] PATEL R,GALLAGHER J C. Vancomycin-resistant enterococcal bacteremia pharmacotherapy. Ann Pharmacother,2015,49(1):69-85.

[5] BALLI E P,VENETIS C A,MIYAKIS S. Systematic review

and meta-analysis of linezolid versus daptomycin for treatment of vancomycin-resistant enterococcal bacteremia. Antimicrob Agents Chemother,2014,58(2):734-739.

[ 6 ] CASAPAO A M,KULLAR R,DAVIS S L,et al. Multicenter study of high-dose daptomycin for treatment of enterococcal infections. Antimicrob Agents Chemother,2013,57(9):4190-4196.

[ 7 ] ARIAS C A,MENDES R E,STILWELL M G,et al. Unmet needs and prospects for oritavancin in the management of vancomycin-resistant enterococcal infections. Clin Infect Dis,2012,54(3):S233-S238.

[ 8 ] ARIAS C A,CONTRERAS G A,MURRAY B E. Management of multidrug-resistant enterococcal infections. Clin Microbiol Infect,2010,16(6):555-562.

[ 9 ] RAMASWAMY D P,AMODIO-GROTON M,SCHOLAND S J. Use of daptomycin in the treatment of vancomycin-resistant enterococcal urinary tract infections:a short case series. BMC Urol,2013,13(1):33-38.

[ 10 ] 中华医学会呼吸病学分会感染学组 . 中国成人医院获得性肺炎与呼吸机相关性肺炎诊断和治疗指南(2018年版). 中华结核和呼吸杂志,2018,41(4):255-280.

[ 11 ] 胡付品,郭燕,吴湜,等 . 2020年CHINET中国细菌耐药监测 . 中国感染与化疗杂志,2021,21(4):377-387.

# 第四节　耐青霉素肺炎链球菌感染的抗菌治疗

肺炎链球菌是社区获得性肺炎最常见的病原菌之一,同时也会导致呼吸道以外的感染,如中耳炎、鼻窦炎、骨髓炎、血流感染及脑膜炎等。近10余年来,肺炎

链球菌对 β- 内酰胺类及非 β- 内酰胺类抗菌药物的耐药率逐渐增加,已经成为全球范围内关注的问题。而PRSP 近年来在我国也有增加的趋势。以静脉青霉素折点判断,2016—2019 年 CHINET 结果显示 PRSP 检出率分别为 1.2%、1.9%、1.6% 和 1.6%,但 2020 年有所下降,为 0.7%。近年来 PRSP 菌株在儿童患者中比例也有所下降,2016—2020 年分别为 3.1%、2.2%、1.7%、0.7% 和 0.7%。2019 年 CARSS 报告,全国检出率平均为 1.6%,较 2018 年下降了 0.2 个百分点,地区间差别较大,西藏自治区最高,为 5.6%,山西省最低,为 0.4%。CARSS BALF 标本显示从 2014—2019 年六年间 PRSP总体在 1.0%~4.4% 波动。

1. 近年来,对除青霉素外其他 β- 内酰胺类的耐药率也有所升高。对第二代头孢菌素的耐药率为 39.9%~50.7%,而 CARSS 结果显示从 2014—2019年肺炎链球菌对第三代头孢菌素耐药率为 10.4%~19.3%。

2. 在非 β- 内酰胺类中以对大环内酯类的耐药情况最为严重。曾有亚洲地区耐药监测网(ANSORP)数据显示,亚太地区肺炎链球菌对大环内酯类的耐药率为 72.7%,耐药率最高的前 3 位分别是中国大陆(96.4%)、中国台湾省(84.9%)和越南(80.7%),其耐药比例明显高于欧美地区。由于我国的肺炎链球菌对大环内酯类耐药率高并且多为高度耐药菌株,2020 年CARSS 报告全国平均为 96.2%,因此大环内酯类药物不宜作为肺炎链球菌感染的经验用药,仅在少数敏感的菌株中可以考虑使用,并需要观察临床疗效。2020年 CHINET 结果同样显示:儿童 PRSP 对克林霉素、复方磺胺甲噁唑耐药率高达 92.3% 和 100%,成人 PRSP则为 100% 和 66.7%,因此克林霉素、复方磺胺甲噁唑也不推荐用于 PRSP 导致的感染。但是目前成人及儿童 PRSP 菌株对喹诺酮类的敏感性尚好,2020 年 CHINET 结果显示:儿童及成人患者 PRSP 菌株对于莫西沙星耐药率分别为 0 和 11.1%,对于左氧氟沙星的耐药率分别为 4% 和 11.1%。成人及儿童患者中也尚未发现万古霉素、利奈唑胺的耐药菌株;因此推荐上述药物用于 PRSP 的感染,但需要警惕大量用药后导致的继发耐药问题。

3. 新型抗菌药物对 PRSP 的抗菌活性近年来有药物实验结果显示,某些新型抗菌药物可以有效治疗 PRSP 导致的感染,如头孢洛林、特拉万星等,但是上述药物尚未在临床实践中广泛应用。替加环素已进入中国临床,但用于治疗社区获得性肺炎尚不普遍,对于肺炎链球菌(青霉素 MIC≥2ml/L)肺部感染,我国 CAP 指南也未予以推荐。

4. 肺炎链球菌 PRSP 菌株发生的相关危险因素包括:年龄 <2 岁或 >65 岁、近 3 个月使用过 β- 内酰胺类抗菌药物治疗、酗酒、近期住院史、免疫功能低下或使用免疫抑制剂治疗。如果患者存在上述危险因素,经验性治疗时应使用能覆盖青霉素耐药肺炎链球菌的抗菌药物。PRSP 所致感染的抗菌药物使用方案见表 4-4。

表 4-4 PRSP 所致感染的抗菌药物使用方案

| 抗菌药物及给药方案 | 治疗方案扼要评价 |
| --- | --- |
| 非脑膜炎:<br>头孢噻肟 1~2g q.6h. 或 q.8h. 静脉滴注,头孢曲松 1~2g q.d. 静脉滴注 | 第三代头孢菌素目前依然是治疗 PRSP 感染的首选药物之一,但近年来敏感性有所下降<br>第二代头孢菌素耐药率高,不推荐用于治疗 PRSP 感染 |

续表

| 抗菌药物及给药方案 | 治疗方案扼要评价 |
| --- | --- |
| 脑膜炎：<br>头孢曲松 2g q.12h. 静脉滴注，头孢噻肟 2g q.4h. 或 3g q.6h. 静脉滴注 | 治疗中枢神经系统感染时应注意以下几点：<br>（1）选择脑脊液浓度高的药物，如头孢曲松<br>（2）剂量要足够<br>（3）选择静脉给药途径<br>（4）需要考虑联合用药，如头孢曲松联合万古霉素 |
| 左氧氟沙星 0.5g 或 0.75g q.d. 静脉滴注；莫西沙星 0.4g q.d. 静脉滴注；吉米沙星 0.32g q.d. 口服 | 喹诺酮类是治疗 PRSP 感染的首选药物之一。虽然目前耐药率均较低，但是已经有耐药菌株的报道。<br>环丙沙星耐药比例高，不推荐用于治疗 PRSP 感染 |
| 氨苄西林 2g q.6h. 静脉滴注；阿莫西林 1g q.8h. 静脉滴注；阿莫西林 - 克拉维酸 2g q.12h. 静脉滴注 | 对于 PISP 感染，可考虑使用大剂量青霉素类，但对于青霉素高度耐药的 PRSP 不推荐使用 |
| 非脑膜炎：<br>万古霉素 15mg/kg q.12h. 静脉滴注<br>脑膜炎：<br>万古霉素 30~45mg/(kg·d)，分 2 次静脉滴注 | 不推荐万古霉素作为社区获得性肺炎链球菌肺炎的常规用药，但是推荐作为脑膜炎 PRSP 感染的经验性治疗首选药物；并且推荐联合用药<br>目前糖肽类药物对 PRSP 保持了很好的敏感性，我国尚未发现万古霉素耐药的 PRSP。因此糖肽类药物可以作为治疗 PRSP 感染的次选药物 |

续表

| 抗菌药物及给药方案 | 治疗方案扼要评价 |
| --- | --- |
| 利奈唑胺 600mg q.12h. 静脉滴注或口服 | 利奈唑胺同样不推荐作为社区获得性肺炎链球菌肺炎的首选用药。由于体外药敏试验显示利奈唑胺对于 PRSP 有 100% 的敏感性,所以可考虑作为治疗 PRSP 感染的次选药物 |

(杨 薇 贺 蓓)

## ▶ 参考文献

[1] 胡付品,郭燕,朱德妹,等. 2017 年 CHINET 中国细菌耐药性监测. 中国感染与化疗杂志,2018,18(3):241-251.

[2] KIM S H,SONG J H,CHUNG D R,et al. Changing trends in antimicrobial resistance and serotypes of streptococcus pneumonia isolates in Asian countries:an Asian Network for Surveillance of Resistant Pathogens(ANSORP)study. Antimicrob Agents Chemother,2012,56(3):1418-1426.

[3] 中华医学会呼吸病学分会. 中国成人社区获得性肺炎诊断和治疗指南(2016 年版). 中华结核和呼吸杂志,2016,39(4):253-279.

[4] MANDELL L A,WUNDERINK R G,ANZUETO A,et al. Infectious diseases society of America/American Thoracic Society consensus guidelines on the management of community-acquired pneumonia in adults. Clin Infect Dis,2007,1(44):S27-S72.

[5] 全国细菌耐药监测网. 全国细菌耐药监测网 2014—2019 年支气管肺泡灌洗液细菌耐药监测报告. 中国感染控制杂

志,2021,20(1):61-69.

[6] 胡付品,郭燕,朱德妹,等.2019年CHINET三级医院细菌耐药监测.中国感染与化疗杂志,2020,20(3):233-243.

[7] 胡付品,郭燕,吴湜,等.2020年CHINET中国细菌耐药监测.中国感染与化疗杂志,2021,21(4):377-387.

# 第五章 耐药革兰氏阳性菌各系统感染的诊断与治疗

## 第一节 概 述

耐药革兰氏阳性菌可引起各种临床感染病,多见于医院获得性感染,但近年来社区获得性感染也逐渐增多,并且病情重,越来越引起临床重视。由于细菌耐药性高,可选择的抗菌药物有限,而且感染患者往往具有多种基础疾病,因而治疗困难,病死率高。本章介绍临床主要耐药革兰氏阳性菌所致的一些常见和/或严重感染病的诊断与治疗,包括血流感染及血管内导管相关感染、感染性心内膜炎及电子植入物相关感染、肺部感染、中性粒细胞缺乏伴发热、腹腔感染、皮肤软组织感染、烧伤创面感染、化脓性关节炎及骨髓炎、中枢神经系统感染和泌尿道感染,重点集中在多重耐药、广泛耐药革兰氏阳性菌,如 MRSA、VRE、PRSP 等所致的社区获得性感染和医院获得性感染。

每种感染病介绍内容包括病原菌分布及耐药性、诊断和治疗。病原学部分主要介绍各类感染病的病原菌分布及耐药性变迁,引用最新的国内外细菌耐药监测数据。诊断部分包括临床诊断和病原学诊断,特别是强调病原学诊断的重要性,临床标本分离到耐药菌时需要鉴别污染和定植,对耐药菌感染的各种危险因素进行了综述。治疗部分主要叙述经验性治疗,需评估可能感染的革兰氏阳性菌及其耐药性,给予及时恰当的经验性治疗;有些感染病尚包括治疗原则,简述该类感染病治疗所必须遵循的基本原则;病原治疗主要在第四章中叙述,此章主要叙述各类感染病特征性的内容,如特定感染部位抗菌药物的推荐方案,以及抗菌药物的局部治疗将在相应的感染病下叙述。有关耐药菌特别是 MRSA、VRE、PRSP 感染的抗菌治疗国际尚缺乏大样本的临床资料,本书尽可能给读者展现当前国内外有关耐药革兰氏阳性菌感染的治疗新进展,但许多问题仍有待于今后进一步的临床研究予以确定。

本章重点阐述耐药革兰氏阳性菌感染的诊断与治疗,所有叙述均围绕耐药革兰氏阳性菌感染进行,革兰氏阴性菌及非多重耐药革兰氏阳性菌感染的诊治不在本书之列,一些宽泛的内容如感染病的诊断标准等不作重点阐述。

(施 毅)

# 第二节 血流感染及血管内导管相关感染

## 一、血流感染

血流感染(bloodstream infection,BSI)的定义是:全身感染的患者血液培养阳性,可能继发于原发部位明确的感染,或者来源未定。BSI、血管内导管相关血流感染(catheter-related bloodstream infection,CRBSI)在重症患者中发病率高。2017 年 EPIC Ⅲ研究显示 BSI 占ICU 患者感染性疾病的 15.0%,仅次于肺部感染和腹腔感染,位居第 3,革兰氏阳性菌感染占 ICU 获得性感染的 31%。革兰氏阳性菌 BSI 患者的病死率高。有研究显示:金黄色葡萄球菌 BSI 患者的病死率高达 48%,

凝固酶阴性葡萄球菌患者的病死率为 28%。2020 年 CHINET 显示在收集的 251 135 个临床分离株中,革兰氏阳性菌和革兰氏阴性菌分别占 28.1%(70 624 株)和 71.9%(180 511 株)。标本中革兰氏阳性菌在呼吸道分泌物占 36.2%、尿液占 20.8%、血液占 15.0%。有研究显示 BSI 占社区和医院获得性脓毒症和脓毒症休克的 40%,占 ICU 患者的 20%。如果合并脓毒症/脓毒症休克、免疫缺陷、没有及时进行抗菌药物治疗和感染灶控制,患者预后不佳。

导致 BSI 的危险因素与患者基础疾病、治疗措施、微生物和环境因素有关。基础疾病包括:血液和非血液恶性肿瘤、糖尿病、维持性血透、慢性肝衰竭、免疫功能低下及正常皮肤屏障的破坏(如严重烧伤和压疮)。血管内导管,尿管,手术和引流管等增加 BSI 风险。

1. BSI 的临床分类及诊断

(1) BSI 的临床分类:根据患者来源将 BSI 分为医院获得性血流感染(HA-BSI)、社区获得性血流感染(CA-BSI)和健康护理院相关的血流感染(HCA-BSI)。

HA-BSI:入院 72 小时后发生的血培养阳性或者入院后有创性操作导致的 BSI。HA-BSI 发病率为 27~68/1 000 ICU 住院患者。

CA-BSI:BSI 发生在入院 48 小时以内,且与入院后的任何操作无关。严重社区获得性肺炎、腹腔感染患者中约 20% 存在 BSI。CA-BSI 发病率为 10.2/1 000 ICU 住院患者。

HCA-BSI:入院 48 小时内血培养阳性,同时合并以下条件之一。①在家里接受静脉治疗,接受伤口护理或专业护理,或自我管理的静脉注射药物治疗;②在医院门诊血液透析或接受静脉化疗;③血培养阳性前 90 天内在急性护理医院住院 2 天以上;④居住在私人或长期护理院。

HCA-BSI 发病率为 10~15/1 000 ICU 住院患者,按 BSI 的复杂程度分为非复杂性 BSI 和复杂性 BSI。

以金黄色葡萄球菌 BSI 为例,复杂性金黄色葡萄球菌 BSI 的定义为存在金黄色葡萄球菌感染,同时存在以下任何一种情况:①感染性心内膜炎;②有置入假体或心脏植入物;③发病后 2~4 天抽取的血培养仍有菌生长;④患者在开始有效抗菌药物治疗 72 小时内仍发热;⑤发现迁移性感染的证据。

(2)BSI 的诊断标准:符合下述 2 条之一则诊断为 BSI。①血液培养和 / 或骨髓培养分离出病原微生物;②血液和 / 或骨髓培养中检测到病原菌的抗原成分。

(3)革兰氏阳性菌 BSI 的临床特征:常有原发病灶,且有很强的迁徙特性。

1)原发病灶:BSI 常有原发病灶,常见的原发病灶有肺、腹腔、胆道系统、泌尿系统、血管内留置的导管、皮肤软组织等;另外鼻窦、肛周、颅内、牙龈等少见部位也需要排查。

2)警惕血行播散迁徙:血行播散迁徙常见有远端部位软组织脓肿、肺炎、胸膜炎、化脓性脑膜炎等,部分患者可出现肾脓肿、关节脓肿、肝脓肿、心内膜炎和骨髓炎等。血金黄色葡萄球菌通过血行播散可致化脓性骨髓炎,常累及股骨下端和胫骨上端;血金黄色葡萄球菌播散至肺形成金黄色葡萄球菌肺炎,常表现为明显寒战、高热、咳血性黏稠痰,严重者可出现呼吸窘迫或呼吸衰竭、感染性休克、急性肾衰竭、急性肝衰竭和弥散性血管内凝血(DIC)等。胸部 X 线可见两肺多发性、局限性密度增高阴影,可有空洞形成,局部肺组织呈蜂窝状改变,部分患者可出现肺大疱,易形成气胸或脓胸。

2. BSI 的流行病学特征　大肠埃希菌、金黄色葡萄球菌、肺炎克雷伯菌和肺炎链球菌占所有 CA-BSI 的 70%。根据感染部位和患者的特征,这种病原菌的分布会有差异。

ICU 获得性 BSI 发生率为 5%~7%,相当于 6~10/1 000 住院日。ICU 获得性 BSI 的主要危险因素包括:转入时病情危重、住院时间长、免疫抑制、肝病、因外科原因转入和需要侵袭性操作。在 2012 年 EUROBACT-1 国际多中心研究中($n$=1 156),ICU 获得性 BSI 继发于导管相关感染(21%),院内获得性肺炎(21%)和腹腔感染(12%),还有 24% 不能确定来源。BSI 病原菌中革兰氏阴性菌位居第一(58.5%),革兰氏阳性菌占 32.8%。近年来革兰氏阳性菌 BSI 中主要为凝固酶阴性葡萄球菌,金黄色葡萄球菌占 6%~7%。MRSA 呈下降趋势,而 MRCNS 呈上升趋势。

在 ICU,目前实施中心静脉导管穿刺和维护的预防性集束化措施后,中心静脉导管相关 BSI 发生率为 0.5%~1.5%,相当于 0.5~2.5/1 000 导管日。无菌措施执行不到位,颈内静脉或股静脉入路(和锁骨下入路相比)和留置导管时间长仍然是中心静脉导管相关 BSI 的主要危险因素。动脉导管相关 BSI 的发生率与全部中心静脉导管相似,约 1/1 000 导管日。与桡动脉入路相比,股动脉入路 BSI 发生风险增加 2 倍。接受体外膜肺氧合(extracorporeal membrane oxygenation, ECMO)治疗是 ICU 患者获得性 BSI 的主要危险因素,约 20/1 000 ECMO 日。

3. BSI 的早期微生物诊断　HA-BSI 中 MDR 的发生率高,因此需要进行前瞻性评价,需要新的诊断工具进行早期识别和发现耐药性标记物。

基础的培养方法仍是发现脓毒症病原微生物的金

标准。培养是在皮肤消毒后,至少取 2 套需氧和厌氧培养瓶(每瓶 10~20ml)。但是,常规培养后细菌生长的速度不能符合早期脓毒症诊断的需要,经验性应用抗菌药物会降低血培养的敏感性。

多重 PCR 检测用于阳性血培养具有很好的效果,已经显示可以缩短优化抗菌药物的时间,但对病死率或住院时间无影响。

质谱仪也可在纯化后的阳性血培养中直接鉴定细菌,对于革兰氏阴性菌效果好(与培养的一致性 >90%),而对于革兰氏阳性菌稍差(与培养的一致性不足 80%)。

最近二代测序(next-generation sequencing,NGS)和机器学习方法的应用在诊断 BSI 方面已经得出较好的结果。

4. BSI 的治疗 BSI 是导致感染性休克的常见原因,总的治疗原则是原发灶的寻找及处理、抗菌药物治疗以及器官功能支持治疗。BSI 的诊疗流程见图 5-1。

(1)原发灶的寻找及处理:BSI 患者应积极寻找、处理原发灶。尿路感染、血管内导管相关感染、胃肠道感染和呼吸道感染是最常见引起 HCA-BSI 的原因。70% ICU 的 HA-BSI 是继发性 BSI,CRBSI 和呼吸道感染是继发性 BSI 的主要来源。

BSI 病原菌若为革兰氏阳性球菌(如凝固酶阴性葡萄球菌、金黄色葡萄球菌),主要继发于血管内导管和皮肤软组织感染;BSI 病原菌若为革兰氏阴性杆菌,则主要继发于呼吸道、腹腔、泌尿道感染。CA-BSI 中下呼吸道、腹腔、泌尿生殖系统来源占 80%。存在 20%~29% 不明原因的 BSI。

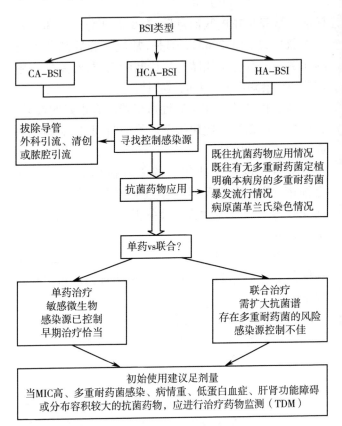

**图 5-1 BSI 的诊疗流程**

通过患者的临床表现寻找 BSI 的感染源（继发性 BSI）。CA-BSI 常见需要处理的感染源包括梗阻性泌尿系感染、皮肤软组织感染、腹腔感染；HA-BSI 的感染源主要是血管内装置和外科部位感染。在血流动力学不稳定和器官衰竭时，感染灶的清除应该遵循损伤控制的理论，即仅限于引流、清创、移除装置和腔室减压。大量文献提出在危重患者 CRBSI 时需拔除导管，但对于可疑导管相关脓毒症的患者中，不足 1/2 的患者导管为感染源。因此，在没有脓毒症休克时拔除导管可以持更保守的态度。

（2）抗菌药物治疗：危重患者 BSI 的治疗抗菌药物选择依赖于以下几个方面。①治疗是经验性还是目标性；②可能的感染部位；③是否存在抗菌药物的耐药性；④是否存在真菌血症。

1）恰当的初始治疗：所谓恰当的初始治疗包括覆盖可疑致病菌；给药途径正确；给药剂量足够。不同部位来源的革兰氏阳性菌病原学不同，如导管相关感染来源者葡萄球菌多见，肺部感染来源者葡萄球菌和肺炎链球菌多见，泌尿系统感染来源者肠球菌多见。各类革兰氏阳性菌抗菌药物使用策略见表 5-1、表 5-2。

出现以下情况时要考虑应用糖肽类抗菌药物：如新生儿血管内导管相关感染；烧伤患者暴露于高 MRSA 检出的病房；严重的 CRBSI（导管不能拔除和血液动力学不稳定）；人工瓣膜心内膜炎；颅内异物或手术后脑膜炎等；感染严重有致命危险；肾功能障碍。糖肽类抗菌药物的 MIC>1.0mg/L 或既往使用过糖肽类抗菌药物效果不佳，达托霉素应作为 MRSA 血源性感染的一线治疗。

当出现如下情况时达托霉素可作为 MRSA 血源性感染的二线治疗：抗感染治疗反应慢；复杂的菌血症或菌血症反反复复；肾功能障碍；糖肽类抗菌药物的 MIC>1.0mg/L 或既往使用过糖肽类抗菌药物效果不佳。

2）给药时机：一旦怀疑有 BSI，抗菌药物必须在诊断后的 1 小时内给予，有研究显示合并低血压患者每延迟 1 小时给药病死率增加 7.6%。

3）疗程：疗程依赖于 BSI 类型、原发灶性质和对治疗的反应。

表 5-1 常见革兰氏阳性菌 BSI 的抗菌药物选择

| 病原微生物 | 首选药物 | 次选药物 |
|---|---|---|
| MSSA | 萘夫西林 2g q.4h. 或头孢唑林 2g q.8h. | 万古霉素 15mg/kg q.8h.~q.12h. 或达托霉素 6mg/kg q.24h. |
| MRSA | 万古霉素 15mg/kg q.8h.~q.12h. 达托霉素 6mg/kg q.24h. | |
| β-溶血性链球菌（A、B、C 组） | 青霉素 2 400 万 U/d，4~6h 给药一次 | 头孢唑林 2g q.8h. |
| 草绿色链球菌 | 青霉素 2 400 万 U/d，4~6h 给药一次 | 头孢曲松 2g q.24h. |
| 肠球菌 | 氨苄西林 3g q.6h. | 万古霉素 15mg/kg q.8h.~q.12h. 或达托霉素 6mg/kg q.24h. |

**表 5-2 BSI 中革兰氏阳性菌经验性治疗的常用药物特性**

| 特征 | 万古霉素 | 利奈唑胺 | 替加环素 | 达托霉素 |
|---|---|---|---|---|
| 对 MRSA 的杀菌活性 | 是，比较慢 | 否 | 否 | 是 |
| 生物被膜活性 | 否 | 否 | 否 | 是 |
| 对 MSSA、MRSA、VRE 和 hVISA 的清除同样有效 | 否 | 是 | 是 | 是 |
| 对原发性血流感染疗效明确 | 是 | 否 | 否 | 是 |
| 给药的方式 | 静脉 | 静脉、口服 | 静脉 | 静脉 |
| 良好的安全性 | 否，特别是高剂量 | 是，罕见血小板减少和骨髓抑制 | 是，有胃肠道反应，但比较少见 | 是 |
| 耐药性 | 有 | 有，但不常见 | 有 | 有 |

培养结果一旦出来,BSI 的感染源发现并得到控制,应该进行抗菌药物的降阶梯。超过 5~8 天的长疗程治疗仅限于特殊的临床情况,如金黄色葡萄球菌导致的 BSI。1 202 例 BSI 患者的队列研究显示疗程时间的中位数是 14 天。在适宜调整后(早期死亡除外),治疗的疗程与生存或菌血症复发没有相关性。

对于某些病原微生物如金黄色葡萄球菌或无并发症的真菌血症,在首次血培养阴性后应持续治疗 14 天。某些特殊感染或生物被膜内的病原菌、无法治疗的感染灶、转移性脓毒症或微脓肿形成,也需要长疗程治疗。在决定治疗疗程前需要做超声心动图和眼底镜检查。经食管超声心动图(transesophageal echocardiography,TEE)要优于经胸超声心动图(transthoracic echocardiography,TTE)。短程疗法仅对部分患者如感染性心内膜炎或高度敏感的链球菌导致的左侧心瓣膜感染有效。目前对金黄色葡萄球菌感染的移植物瓣膜心内膜炎建议长疗程抗菌治疗(4~6 周,甚至 8 周)。在瓣膜置换后根据瓣膜病原学培养以决定抗菌药物的疗程:骨和关节感染(4~8 周)、脑脓肿(8 周)、脓胸(4~6 周),或感染灶很难控制或控制不佳,需要进行长疗程治疗。

研究显示降钙素原(PCT)导向的患者治疗疗程缩短,临床状况改善且不增加病死率。对于感染灶控制不佳时,需要重复检查,甚至应用正电子发射计算机断层显像来指导。

治疗药物监测(TDM)对于降低万古霉素或氨基糖苷类药物毒性和 / 或改善临床治疗反应是有益的,但是 TDM 对于 β- 内酰胺类药物使用的临床影响的证据需要进一步研究。

抗菌药物降阶梯(antimicrobial de-escalation,ADE)治疗是抗菌药物监测策略的一部分,意在缩窄抗菌的治疗谱,减少耐药性的产生。只要 BSI 的来源和感染源已经明确,即使是免疫抑制的患者,也可以停用伴随广谱治疗的抗菌药物。对于革兰氏阴性菌 BSI,抗 MRSA 和抗真菌治疗就应该停止。

(3)器官功能支持治疗:BSI 可能导致严重的循环功能、凝血功能障碍等,需针对性进行相应的器官功能支持治疗。如有感染性休克,应按感染性休克的 1 小时、3 小时和 6 小时集束化治疗(bundle)积极复苏。严重循环障碍时注意氧合的监测,必要时尽早机械通气。若合并其他器官功能障碍需密切监测、积极器官保护和器官支持治疗。

## 二、血管内导管相关感染

对于重症患者,血管内置管往往是必不可少的治疗措施,血管内置管是快速输液、应用血管活性药物、血流动力学监测、静脉营养支持以及血液净化等治疗措施的重要途径。由于病情本身的严重性、皮肤黏膜的破坏、长时间的保留导管等,血管内导管相关感染尤其血管内导管相关血流感染(CRBSI)也随之发生,可能延长患者住院时间,增加患者的病死率。

1. CRBSI 的定义和流行病学　CRBSI 是指带有血管内导管或者拔除血管内导管 48 小时内的患者出现菌血症或真菌血症,并伴有发热(>38℃)、寒战或低血压等感染表现,除血管导管外没有其他明确的感染源。实验室微生物学检查显示:外周静脉血培养细菌或真菌阳性;或者从导管段和外周血培养出相同种类、相同药敏结果的致病菌。

中央导管相关血流感染(CLABSI)是指住院患者在留置中央血管导管期间或拔出中央血管导管 48 小时内发生的原发性且与其他部位存在的感染无关的

BSI。

CRBSI 诊断相对困难,常从临床定义而言,而 CLABSI 更多从监测定义而言,利于严谨的科学研究。国际上 CRBSI 的发生率在 1~2/1 000 导管日。全国重症医学质控指标调查显示,2017—2019 年度 CRBSI 的发生率均值分别为 2.19/1 000 导管日、2.07/1 000 导管日、1.55/1 000 导管日。不同 CRBSI 的发生率也不一样,有研究表明外周静脉导管低于经外周静脉的中心静脉导管,也低于中心静脉导管。

2. CRBSI 的病原学种类及耐药性　CRBSI 革兰氏阳性菌检出率下降,但耐药性增加。美国近 10 年 MRSA 导管相关感染发生率降低了 49.6%,但 MRSA 检出的比例增加了 25.8%。国内 14 家三甲医院 CRBSI 革兰氏阳性球菌中以金黄色葡萄球菌、肠球菌和凝固酶阴性葡萄球菌多见,金黄色葡萄球菌中 MRSA 比例 >60%。

3. CRBSI 的临床表现及诊断　CRBSI 的临床表现常包括发热、寒战或置管部位皮肤红肿、硬结或有脓液渗出。除此以外,还可伴有心内膜炎、骨髓炎和其他迁徙性感染症状。

血管内导管相关感染的确诊需具备下述条件中的任意一项。证明导管为血源性感染的来源:①1 次半定量导管培养阳性或定量导管培养阳性,同时外周血培养阳性并与导管尖端培养为同一微生物;②菌落计数比,导管血:外周血≥5:1;③中心静脉导管血培养阳性出现时间比外周早 2 小时;④外周血和导管口部位脓液培养均阳性,且为同一株病原微生物。

短期留置中心静脉导管或动脉导管合并急性发热患者的诊断流程见图 5-2。

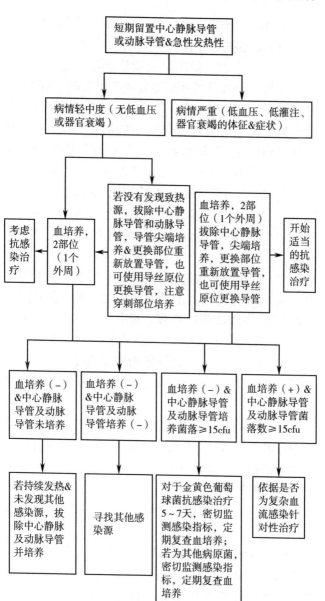

**图5-2 短期留置中心静脉导管或动脉导管合并急性**
**发热患者的诊断流程**

4. 革兰氏阳性菌血管内导管相关感染的治疗

（1）是否拔除导管：怀疑导管相关感染时，应考虑临床相关因素后再做出是否拔除或者更换导管的决定。①周围静脉导管怀疑导管相关感染时，立即拔除导管；②中心静脉导管合并可能的感染表现时，应及时判断导管与感染表现的相关性，同时送检导管血与经皮穿刺获得的外周血标本进行培养；③单纯发热，无严重并发症不急于拔管，但如果留置中心静脉导管患者发热同时合并导管血与外周血阳性时间差超过 2 小时，组织低灌注、严重脏器功能不全、穿刺部位脓肿、严重感染和感染性休克以及不明原因发热时要立即拔管。

（2）抗菌药物的选择和使用：依据患者可能的感染病原菌选择初始经验性抗菌药物，并注意不同部位和病原菌抗菌药物疗程。反复血培养阳性，尤其革兰氏阳性菌（如 MRSA）感染者需要进一步筛查有无感染性心内膜炎。如诊断为感染性心内膜炎，疗程至少 4~6 周，且要动态复查血培养和心超影像学变化。

对于凝固酶阴性葡萄球菌引起的非复杂性血管内导管相关感染，或者血液净化用的永久置管，如果无明显的循环功能紊乱，可以考虑早期在抗菌药物全身应用的前提下局部采用抗菌药物封管。有研究显示万古霉素、达托霉素都可以采用一定的浓度给予封管治疗。

5. 血管内导管相关感染的预防　有效的预防和控制措施是降低血管内导管相关并发症、节约医疗资源和改善重症患者预后的主要前提，应引起临床医护人员的高度重视。有研究显示积极干预，提高置管和维护集束化治疗（bundle）执行的依从性，CRBSI 发病率逐月下降。2021年国家卫生健康委办公厅印发的《血管内导管相关感染预防与控制指南》的通知,从置管前预防措施(指征、部位、时机、器械、超声评估)、置管中预防措施(无菌技术、消毒规范、标识等)到置管后预防措施(敷料、输液器更换、评估留管必要性等)都提出明确要求。

在日常工作中,可重点采用如下集束化措施来防控血管内导管相关感染:

(1) 严格手卫生:在行各种操作,尤其与血管相关的,严格进行洗手和手消毒。

(2) 置管时采取最大的无菌屏障:行血管内置管时,医生洗手后穿无菌隔离衣,戴帽子、口罩、手套,穿刺点周围15cm严格消毒,铺大块无菌治疗巾。

(3) 非隧道式导管穿刺点选择尽量避免股静脉:除紧急情况或患者体位受限或BMI>28.4的肥胖患者,非隧道式中心静脉导管穿刺点应尽量避免股静脉置管。从降低感染风险角度,宜选择锁骨下静脉(但不推荐用于血液净化置管通路)。

(4) 氯己定皮肤消毒:相对于聚维酮碘(碘伏),优选>0.5%氯己定溶液进行皮肤消毒。

(5) 超声辅助下置管:超声辅助(超声定位和超声引导)下置管,尤其超声引导下置管可减少试穿的次数,减少穿刺机械并发症和感染并发症,不过需要经过超声培训的医师协助。

(6) 及时去除不必要的导管:每日评估导管局部情况以及导管功能、留置的必要性,及时拔除不必要的导管。

(黄英姿　杨从山　杨　毅)

## 参考文献

[1] VINCENT J L, SAKR Y, SINGER M, et al. Prevalence and outcomes of infection among patients in intensive care units in 2017. JAMA, 2020, 323(15):1478-1487.

[2] TIMSIT J F, RUPPÉ E, BARBIER F, et al. Bloodstream infections in critically ill patients: an expert statement. Intensive Care Med, 2020, 46(2):266-284.

[3] 胡付品,郭燕,朱德妹,等. 2020 年 CHINET 中国细菌耐药监测. 中国感染与化疗杂志, 2021, 21(4):377-387.

[4] MERMEL L A. Short-term peripheral venous catheter-related bloodstream infections: a systematic review. Clin Infect Dis, 2017, 65(10):1757-1762.

[5] BASSETTI M, VILLA G. Empiric therapy of gram-positive bloodstream infections and pneumonia. Annual Update in Intensive Care and Emergency Medicine, 2012:264-277.

[6] LEVY M M, EVANS L E, RHODES A, et al. The surviving sepsis campaign bundle: 2018 update. Intensive Care Med, 2018, 44(6):925-928.

[7] WATSON C M, AL-HASAN M N. Bloodstream infections and central line-associated bloodstream infections. Surg Clin N Am, 2014, 94(6):1233-1244.

[8] PEA F, PETROSILLO N, GARAU J. Clinical pharmacological approach for balancing the use of daptomycin and linezolid in comparison with that of vancomycin in the treatment of MRSA-related infections. Expert Rev Anti Infect Ther, 2015, 13(8):927-937.

[9] LIU H H, ZHANG M W, GUO J, et al. Procalcitonin and creactive protein in early diagnosis of sepsis caused by either

gram-negative or gram-positive bacteria. Ir J Med Sci,2017,
186(1):207-212.

[10] WIRZ Y,MEIER M A,BOUADMA L,et al. Effect of procalcitonin-guided antibiotic treatment on clinical outcomes in intensive care unit patients with infection and sepsis patients:a patient-level meta-analysis of randomized trials. Critical Care,2018,22(1):191-201.

[11] VASSALLO M,DUNAIS B,ROGER P M. Antimicrobial lock therapy in central line associated bloodstream infections:a systematic review. Infection,2015,43(4):389-398.

[12] DANEMAN N,RISHU A H,XIONG W,et al. Duration of antimicrobial treatment for bacteremia in canadian critically ill patients. Crit Care Med,2016,44:256-264.

[13] LECRONIER M,VALADE S,BIGE N,et al. Removal of totally implanted venous access ports for suspected infection in the intensive care unit:a multicenter observational study. Ann Intensive Care,2018,8(1):41.

[14] ALKHAWAJA S,SAEED N K,ROSENTHA V D,et al. Impact of International Nosocomial Infection Control Consortium's multidimensional approach on central line-associated bloodstream infection rates in Bahrain. The Journal of Vascular Access,2020,21(4):481-489.

# 第三节　感染性心内膜炎及植入性心脏电子装置感染

## 一、概述

感染性心内膜炎(infective endocarditis,IE)是临床不常见但可危及生命的严重感染,是由细菌、真菌、立克次体等病原微生物导致的心脏瓣膜、心内膜的炎症。根据发病场所可以分为社区获得性 IE 和医疗相关 IE,根据瓣膜性质及是否有植入物可分为自身瓣膜心内膜炎(native valve endocarditis, NVE)、人工瓣膜心内膜炎(proshetic valve endocarditis, PVE)及植入性心脏电子装置(implantable cardiac electronic device, ICED)相关 IE。

ICED 包括起搏器、植入性心脏除颤器和心脏复苏同步治疗装置。这些装置发生感染时可累及起搏器、电极以及心脏自身结构,并可危及生命。ICED 感染包括早期植入后炎性反应、起搏器囊袋感染、植入性心脏电子装置相关电极感染(ICED-LI),以及植入性心脏电子装置相关感染性心内膜炎(ICED-IE)。

在发达国家,IE 年发病率在 3~9/100 000。近年来,随着人口老龄化、心脏瓣膜修复术、心血管介入手术及各种血管内检查操作的增加,IE 呈显著增长趋势,尤其是 PVE 和 ICED-IE。在一项全球 40 个国家 3 116 例 IE 患者统计中发现,NVE 占 56.6%,PVE 占 30.1%,植入物相关的 IE 占 9.9%。

## 二、常见病原菌及其耐药性

### (一)常见病原菌

革兰氏阳性菌是 IE 的主要病原菌,其中链球菌、葡萄球菌最为常见。国内外研究数据表明两者大约占 80%,其原因是革兰氏阳性球菌具有强大的黏附及定植能力。链球菌是社区获得性 IE 的主要病原菌,葡萄球菌是医疗相关 IE 的常见病原菌。

近年来病原谱有所变化,尤其在发达国家,葡萄球菌已居于首位,链球菌退居第二位。该变化在不同地区有所不同,发展中国家的变化较小。我国的 IE 仍以链球菌为主,尤其是草绿色链球菌。PVE 病原菌一般和手术后时间长短有关。早期 PVE（植入术后 1 年内）最常见的病原菌为金黄色葡萄球菌和凝固酶阴性葡萄球菌；晚期 PVE（瓣膜植入术后 1 年以上）病原菌和 NVE 大致相同。在 20 多个国家参与的一项多中心、前瞻性观察研究中，纳入的 1 000 多例 IE 患者中金黄色葡萄球菌是最主要的人工瓣膜 IE 病原菌，其次为凝固酶阴性葡萄球菌。

电子植入物感染主要由于装置植入过程中致病菌直接污染引起，其次是致病菌沿电极导管逆行感染，也可能是其他感染病灶的血性传播累及心内膜和电极头端所致，因此 ICED 感染以葡萄球菌属和其他革兰氏阳性菌最为常见，占 68%~93%。

**（二）常见病原菌的耐药性及变迁**

大多数草绿色链球菌对青霉素高度敏感。我国临床分离的草绿色链球菌对青霉素敏感性基本稳定，近 10 年的耐药监测数据显示其耐药比例波动在 5%~15%。

引起 IE 的葡萄球菌包括金黄色葡萄球菌和凝固酶阴性葡萄球菌。两者的耐药性评估主要是甲氧西林是否耐药。各个国家和地区的 MRSA 分离率不同。近 10 年 CHINET 数据表明 MRSA 分离率呈下降趋势，从最初 60% 到现在 30%~40%，其中 80% 以上的菌株来源于住院患者。2006 年亚洲地区耐药监测提示我国内地社区 MRSA 比例不超过 10%，术后第 1 年内发生 PVE 的凝固酶阴性葡萄球菌几乎全是表皮葡萄球菌，其中 80% 以上是甲氧西林耐药的。

肠球菌在 IE 中的分离率约占 15%。我国临床分离的肠球菌主要为粪肠球菌和屎肠球菌，大约占所有肠球菌总数的 90%，两者各占一半左右，但两者耐药性有很大的区别，屎肠球菌耐药性远远高于粪肠球菌。粪肠球菌对氨苄西林保持较高的敏感性，90% 分离株对氨苄西林敏感,而近90%屎肠球菌对氨苄西林耐药。肠球菌对庆大霉素有较高水平的耐药率,耐药监测数据显示近年来有所下降,粪肠球菌在30%~40%,屎肠球菌在50%~70%。临床逐渐出现对糖肽类耐药的肠球菌,但比例不超过5%,基因型主要为 vanA 型,有不超过1%的菌株对利奈唑胺耐药。IE 中分离到的肠球菌主要是粪肠球菌(90%),万古霉素耐药比例不高,万古霉素耐药菌株主要分布在屎肠球菌中。

## 三、诊断及耐药菌感染的危险因素

### (一)IE 的诊断

主要依据临床表现、辅助检查及组织病理学等结果。

1. 临床表现  IE 临床表现差异很大。最常见的临床症状为发热,常伴有畏寒寒战、食欲减退及消瘦等,体征为心脏杂音、血管栓塞或免疫学异常表现。

2. 辅助检查

(1)血培养:血培养是诊断 IE 的重要方法,也是药敏试验的基础。血样本应在抗菌药物治疗开始前在严格无菌的操作下采集。至少采集3套不同的血培养(第一个和最后一个样本至少1小时的间隔),阳性率可达90%。

(2)超声心动图检查:经胸超声心动图(TTE)对 NVE 和 PVE 的敏感性分别是70%和50%,经食管超声心动图(TEE)对两者的敏感性分别为96%和92%。IE 在超声上主要表现为赘生物、脓肿及新出现的人工瓣膜瓣周瘘。一旦怀疑 IE 均应做 TTE,如 TTE 阴性,但仍怀疑 IE,需要进一步查 TEE,或 TTE 检查有阳性发现,但需要进一步证实有无心脏并发症的患者也需要进一步查 TEE。如果 TEE 检查阴性,但仍怀疑 IE,

可以在之后 3~5 天或临床症状有改变时重复行 TEE。如果最初 TEE 有阳性发现但临床症状提示有新的心脏并发症时也需要重复 TEE。抗菌药物治疗结束后行 TTE 是需要的。

3. 组织学、免疫学及分子生物学技术检测 瓣膜或栓子的病理学是诊断 IE 的金标准。对外科切除的瓣膜或赘生物进行组织匀浆并培养,以检测细菌种类。直接免疫荧光及酶联免疫吸附测定法也可以检测病原菌,但有待进一步试验确定其诊断意义。电子显微镜检查敏感性高,但耗时且昂贵。使用 PCR 技术可以快速检测不可培养的 IE 病原菌。

4. 诊断标准 临床推荐使用改良的 Duke 诊断标准,包括主要标准和次要标准。

(1) 主要标准

1) 血培养阳性:① 2 次独立血培养检测出 IE 典型致病微生物,如草绿色链球菌、牛链球菌、HACEK 族、金黄色葡萄球菌、无原发灶的社区获得性肠球菌。②持续血培养阳性时检测出 IE 致病微生物,间隔 12 小时以上取样时,至少 2 次血培养阳性;首末次取样时间间隔至少 1 小时,至少 4 次独立培养中大多数为阳性或全部 3 次培养均为阳性。③单次血培养伯纳特立克次体阳性或 I 期 IgG 抗体滴度 >1∶800。

2) 心内膜感染证据:①心脏超声表现赘生物、脓肿或新出现的人工瓣膜开裂;②新出现的瓣膜反流。

(2) 次要标准

1) 易患因素:心脏基础疾病或静脉药瘾者等。

2) 发热:体温 >38℃。

3) 血管表现:重要动脉栓塞、脓毒性肺梗死、霉菌性动脉瘤、颅内出血、结膜出血或 Janeway 损害。

4) 免疫学表现:肾小球肾炎、Osler 结节、Roth 斑或类风湿因子阳性。

5）微生物学证据：血培养阳性但不符合主要标准或缺乏 IE 病原菌感染的血清学证据。

明确诊断满足以下之一：①符合 2 条主要标准；②符合 1 条主要标准和 3 条次要标准；③符合 5 条次要标准。

疑似诊断需有下列 2 条之一：①符合 1 条主要标准和 1 条次要标准；②符合 3 条次要标准。

改良的 Duke、超声心动图及微生物学结果对 NVE 的诊断敏感性在 70%~80%，但对 PVE 和心脏电子植入物相关的 IE 诊断的准确性较低。PVE 临床表现常不典型，超声检查赘生物检出率较低。TEE 对 PVE 更有诊断价值。在心脏电子植入物感染诊断中，TTE 尤其是 TEE 和血培养检查是明确诊断的基石，肺 CT 和肺核素扫描有助于发现感染性肺栓塞灶。为提高感染性心内膜炎诊断敏感性，2015 年欧洲 IE 管理指南中建议应用以下三项新诊断标准：①应用心脏 CT 明确瓣周损害（主要标准）；②在疑诊 PVE 情况下，可使用 18F-FDG PET/CT（仅适用于人工瓣膜已植入 3 个月以上）或放射性的白细胞 SPECT/CT 检测植入物部位周围的异常活性（主要标准）；③近期栓塞事件或经影像学确诊的感染性动脉瘤（无症状事件）（次要标准）。

**（二）耐药菌感染的危险因素**

社区获得性 IE 以链球菌为主，绝大多数为青霉素敏感菌株。近年来耐药葡萄球菌比例上升，主要来源于医疗相关 IE，但也有社区获得性 MRSA IE 的报道。MRSA 感染的危险因素包括：之前使用抗菌药物、HIV 感染、血液透析、长时间住院、MRSA 定植、MRSA 流行病区。社区获得性 MRSA 主要感染年轻人、运动员、男同性恋者、监狱囚犯等，有可能存在皮肤擦伤或共用未经清洁或洗涤的设备,以及与 MRSA 定植或感染者密切接触。耐万古霉素肠球菌感染的危险因素包括:既往抗菌治疗、患者特征、定植压力、暴露于受污染的表面、长期居住在护理机构。

## 四、治疗

### (一)感染性心内膜炎的治疗原则

治疗 IE 的关键在于清除赘生物中的病原微生物。主要治疗原则:①应用杀菌剂。②联合治疗,应用 2 种或以上具有协同作用的抗菌药物。对既往推荐的联合氨基糖苷类,因其临床疗效未获得证实及增加肾毒性,目前已不再推荐用于葡萄球菌感染引起的 NVE。③足剂量,一般需高于常用量,使感染部位达到有效浓度。④静脉给药,抗菌药物应根据药动学特点给药,如青霉素类宜分次静脉滴注。⑤足疗程,NVE 疗程一般 2~6 周,PVE 疗程更长,至少 6 周。疗程的计算应基于有效的抗菌药物治疗的第一天开始算,而不应基于手术当日。对有微生物依据的患者,需根据最近药敏结果选用敏感抗菌药物后开始新一轮抗感染疗程。

### (二)感染性心内膜炎和植入性心脏电子装置感染的经验性治疗

在没有微生物学结果的情况下,给予经验性抗菌药物治疗(表 5-3),本章推荐治疗方案主要参照 2015 年欧洲心内膜炎管理指南和 2015 年美国胸科协会推荐意见等文献。

### (三)耐药革兰氏阳性菌感染性心内膜炎和植入性心脏电子装置感染的病原治疗

培养阳性患者根据药敏结果选择合适的抗菌药物。常见耐药革兰氏阳性菌 IE 及 ICED 感染治疗抗菌药物的选择见表 5-4。

表 5-3 IE 和 ICED 感染的经验性治疗

| | 病情及耐药情况 | 可选用抗菌药物 | 备注 |
|---|---|---|---|
| NVE | 病情稳定 | 阿莫西林或氨苄西林,氯唑西林,苯唑西林 12g/d,分 4~6 次静脉滴注,或青霉素每天 1 200 万 ~1 800 万单位,分 4~6 次静脉滴注。青霉素过敏,可换用头孢曲松 2g q.d. 静脉滴注或万古霉素 15~20mg/kg q.8h.~q.12h. 静脉滴注 | 可等待血培养结果,或在获取 3 套血培养结果后给予经验性治疗。如担心患者肾毒性或存在急性肾损伤,可将庆大霉素改为环丙沙星。治疗 2~6 周,如有联合庆大霉素,庆大霉素可用 2 周 |
| | 严重脓毒血症,但无肠杆菌科细菌或铜绿假单胞菌感染危险因素 | 万古霉素 15~20mg/kg q.8h.~q.12h. 静脉滴注,联合庆大霉素 3mg/kg q.d. 静脉滴注 | 治疗 2~6 周 |
| | 有多重耐药肠杆菌科细菌及铜绿假单胞菌感染危险因素 | 万古霉素 15~20mg/kg q.8h.~q.12h. 静脉滴注,联合美罗培南 1g q.8h. 静脉滴注 | 治疗 2~6 周 |

续表

| 病情及耐药情况 | 可选用抗菌药物 | 备注 |
|---|---|---|
| PVE | 万古霉素 15~20mg/kg 联合庆大霉素 3mg/kg q.d. 静脉滴注及利福平 300~600mg q.12h. 口服 | 治疗至少 6 周 |
| ICED-IE | 万古霉素 15~20mg/kg q.8h.~q.12h. 静脉滴注联合美罗培南 1g q.8h. 静脉滴注或达托霉素 10mg/kg q.24h. 静脉滴注联合美罗培南 1g q.8h. 静脉滴注 | 移除被感染装置治疗,疗程同 NVE |

表 5-4　常见耐药革兰氏阳性菌 IE 及 ICED 感染治疗

| 病原菌 | 耐药情况 | 可选用的抗菌药物 | 备注 |
|---|---|---|---|
| 草绿色链球菌 NVE,PVE | 中度敏感（MIC>0.12μg/ml 且 ≤0.5μg/ml） | 青霉素 2 400 万 U/d, 分 4~6 次给药 或 阿莫西林 200mg/(kg·d) 静脉注射, 分 4~6 次给药, 或头孢曲松 2g q.d. 静脉滴注; 最初 2 周联合庆大霉素 3mg/kg q.d. 静脉滴注 | NVE 治疗 4 周, PVE 治疗 4~6 周 |
| | 耐药菌株（MIC>0.5μg/ml） | 万古霉素 15~20mg/kg q.8h.~q.12h. 联合庆大霉素 或 替考拉宁 10mg/kg q.12h. × 3 剂, 之后 10mg/kg q.d. 静脉滴注联合庆大霉素 3mg/kg q.d. 静脉滴注 | |
| 金黄色葡萄球菌 NVE | 甲氧西林耐药, 万古霉素敏感（MIC≤2mg/L） | 万古霉素 15~20mg/kg q.8h.~q.12h. 单药使用, 或联合利福平 300~600mg q.12h. 口服或联合磷霉素钠 每日 15~20g 分 3 次静脉滴注 | 治疗 4~6 周 |
| | 甲氧西林耐药及万古霉素不敏感（MIC>2mg/L） | 达托霉素 10mg/kg q.24h. 静脉滴注联合利福平 300~600mg q.12h. 口服或庆大霉素 3mg/kg q.d. 静脉滴注 | |

续表

| 病原菌 | 耐药情况 | 可选用的抗菌药物 | 备注 |
|---|---|---|---|
| 金黄色葡萄球菌 PVE 或 ICED-IE | 甲氧西林耐药，万古霉素敏感 | 万古霉素 15~20mg/kg q.8h.~q.12h. 联合利福平 300~600mg q.12h. 口服及庆大霉素 3mg/kg q.d. 静脉滴注 | 利福平在数天后加用，治疗至少 6 周 |
| | 万古霉素治疗失败或不敏感 | 达托霉素 10mg/kg q.24h. 静脉滴注联合利福平 300~600mg q.12h. 口服及庆大霉素 3mg/kg q.d. 或利奈唑胺 600mg q.12h. 静脉滴注；奎奴普丁 - 达福普汀，头孢洛林等可能有效 | |
| 凝固酶阴性葡萄球菌 PVE | 甲氧西林耐药 | 万古霉素 15~20mg/kg q.8h.~q.12h. 静脉滴注联合利福平 300~600mg q.12h. 口服及庆大霉素 3mg/kg q.d. 静脉滴注（耐药可换用噁唑烷酮类） | 利福平在数天后加用，治疗至少 6 周 |

续表

| 病原菌 | 耐药情况 | 可选用的抗菌药物 | 备注 |
|---|---|---|---|
| 肠球菌 | 庆大霉素耐药但青霉素敏感，万古霉素及链霉素敏感 | 氨苄西林 12g/d 分 4~6 次静脉滴注或青霉素 1 800 万~2 400 万单位分 4~6 次静脉滴注加链霉素每天 15mg/kg 分 2 次给药 | 治疗 4~6 周 |
|  | 高水平青霉素耐药（MIC>16μg/ml）而氨苄西林敏感菌株，可采用 | 庆大霉素 3mg/kg q.d. 静脉滴注联合氨苄西林 - 舒巴坦 12g/d 分 4 次给药 |  |
|  | 万古霉素耐药 | 可使用达托霉素 8~10mg/kg q.24h. 静脉滴注联合氨苄西林或阿莫西林 12g/d 分 4~6 次静脉滴注；利奈唑胺 600mg q.12h. 静脉滴注 |  |

## （四）外科治疗

大约一半的 IE 患者由于存在严重的并发症需要考虑手术治疗。如 IE 患者存在心力衰竭、感染无法控制、反复发生栓塞、赘生物较大等情况需要考虑外科手术。对 PVE 患者手术可能是治疗成功很重要的组成部分，需要尽早在具备心脏外科手术的医院诊治并及早评估手术的必要性。除了早期植入后炎症反应，对心脏电子植入物感染应尽可能移除整个心脏置入电子装置系统（脉冲发射器和电极导管），在一些特殊情况下如赘生物 >20mm 或有其他瓣膜手术指征，可以考虑开胸手术。

（季淑娟　俞云松）

▶ 参考文献

［1］HOEN B，DUVAL X. Clinical practice. Infective endocarditis. New England Journal of Medicine，2013，368（15）：1425-1433.

［2］GILBERT H，PAOLA A E，BERNARD I，et al. Clinical presentation，aetiology and outcome of infective endocarditis. Results of the ESC-EORP EURO-ENDO（European infective endocarditis）registry：a prospective cohort study. Eur Heart J，2019，40（39）：3222-3232.

［3］WANG A，ATHAN E，PAPPAS P A，et al. International collaboration on endocarditis-prospective cohort Study investigators. Contemporary clinical profile and outcome of prosthet icvalve endocarditis. JAMA，2007，297（12）：1354-1361.

［4］SANDOE J A，BARLOW G，CHAMBERS J B，et al. Guidelines for the diagnosis，prevention and management of implantable cardiac electronic device infection. Antimicrob Chemother, 2015,70(2):325-359.

[ 5 ] CHIROUZE C,ATHAN E,ALLA F,et al. Enterococcal endocarditis in the beginning of the 21st century:analysis from the international collaboration on endocarditis-prospective cohort study. Clin Microbiol Infect,2013,19(12):1140-1147.

[ 6 ] HABIB G,BADANO L,TRIBOUILLOY C,et al. Recommendations for the practice of echocardiography in infective endocarditis. Eur J Echocardiogr,2010,11(2):202-219.

[ 7 ] HABIB G,LANCELLOTTI P,ANTUNES M J,et al. 2015 ESC guidelines for the management of infective endocarditis. The task force for the management of infective endocarditis of the European Society of Cardiology(ESC). Eur Heart J,2015,36(44):3075-3128.

[ 8 ] JI S,JIANG S,WEI X,et al. In-host evolution of daptomycin resistance and heteroresistance in methicillin-resistant staphylococcus aureus strains from three endocarditis patients. J Infect Dis,2020,221(Supplement_2):S243-S252.

[ 9 ] BADDOUR L M,WILSON W R,BAYER A S,et al. Infective endocarditis in adults:diagnosis,antimicrobial therapy, and management of complications:a scientific statement for healthcare professionals from the American heart association. Circulation,2015,132(15):1435-1486.

# 第四节　医院获得性肺炎

## 一、概述

在 HAP/VAP 病原学中最常见的仍是革兰氏阴性

菌,革兰氏阳性球菌所占的比例随不同国家和地区有所不同,主要为金黄色葡萄球菌,肺炎链球菌少见,肠球菌罕见。最常见的耐药革兰氏阳性球菌为MRSA。2016年IDSA/美国胸科协会(ATS)发布的HAP/VAP指南指出,多重耐药菌感染风险增加的因素:①90天内静脉使用抗菌药物;②发生VAP时合并感染性休克;③VAP之前存在急性呼吸窘迫综合征(ARDS);④发生VAP之前住院时间≥5天或接受肾脏替代治疗。而其中90天内静脉使用抗菌药物是MRSA致HAP/VAP最重要的危险因素。

## 二、常见病原菌及其耐药性

### (一)常见革兰氏阳性球菌

引起HAP/VAP最常见的革兰氏阳性球菌是金黄色葡萄球菌,肺炎链球菌少见。其他临床常见的革兰氏阳性球菌如肠球菌属在HAP/VAP中很少见,而凝固酶阴性葡萄球菌常引起血流感染,较少引起肺部原发感染,但肺部可成为继发受累器官。本节重点介绍金黄色葡萄球菌和肺炎链球菌。

HAP/VAP中金黄色葡萄球菌的流行病学在不同国家和地区有所差异,并随时间有所变迁。2011年一项对亚洲10个国家73家医院的HAP/VAP病原学前瞻性调查研究显示:亚洲地区HAP病原菌中金黄色葡萄球菌占15.8%,位居第1;而在VAP病原菌中金黄色葡萄球菌占12.2%,位居第4;MRSA分离率高达82.1%;而肺炎链球菌在HAP和VAP中所占比例均较低,分别为2.3%和0.6%。2012年我国9个城市HAP病原学调查显示:金黄色葡萄球菌占13.4%,位居第3;MRSA分离率占87.8%;而肺炎链球菌仅占2.3%。我国流行病学数据与亚洲整体相近。

## （二）常见革兰氏阳性球菌的耐药性及变迁

1. 金黄色葡萄球菌 金黄色葡萄球菌中主要的耐药菌为 MRSA。一项关于全球 43 个国家 2007—2012 年的院内感染调查研究显示，在 ICU 中金黄色葡萄球菌所致 VAP 的 MRSA 分离率占 62%。2020 年 CHINET 中国监测数据显示 MRSA 的平均检出率为 31%。我国最近一项对 13 所教学医院院内感染的调查研究发现，金黄色葡萄球菌致 HAP 中 MRSA 比例占 54.4%。由于 MRSA 的高检出率及糖肽类药物的普遍使用，亚洲包括我国已经有散在的 VISA 和 hVISA 报道，主要见于因持续金黄色葡萄球菌感染而长期使用糖肽类药物的患者。尽管国外有报道 VRSA，但目前我国尚未发现。我国最近的流行病学调查研究显示临床 HAP/VAP 中分离到的 MRSA 对万古霉素、利奈唑胺及替考拉宁均敏感。

2. 肺炎链球菌 肺炎链球菌是 CAP 的主要致病菌，在 HAP/VAP 中少见。青霉素最早应用于肺炎链球菌的治疗，但随着广泛应用，很快出现了 PNSP，包括 PISP 和 PRSP。2020 年 CHINET 中国监测数据显示我国 PISP 和 PRSP 在成人中的检出率分别为 3.7% 和 0.7%。PRSP 对红霉素、克林霉素和复方磺胺甲噁唑耐药率均较高，未检出万古霉素和利奈唑胺耐药株。

## 三、诊断及耐药菌感染的危险因素

对于 HA-MRSA 肺炎的诊断，主要根据患者的临床表现、胸部影像学检查和微生物结果综合判断（表 5-5）。

确诊 HA-MRSA 肺炎要有病原学依据，HAP/VAP 的病原学诊断主要通过痰液、气管分泌物、支气管肺泡灌洗液（BALF）或保护性毛刷（PSB），单独送检或联合血培养。诊断 HA-MRSA 肺炎应至少有以上一项标本分离到 MRSA。血培养对继发性肺炎的诊断价值较高,对原发性肺炎阳性率检测价值不高,且由于上呼吸道中可有金黄色葡萄球菌定植,故在应用抗菌药物前充分获得除痰以外的其他呼吸道标本(如气管分泌物、BALF、PSB 或胸腔积液)对明确诊断非常重要。由于病原学分离到 MRSA 至少需要 24~48 小时,因此评估患者 MRSA 感染的危险因素,以及进行简单快速的微生物检查如革兰氏染色,对及时启动经验性治疗非常重要。

表 5-5 HA-MRSA 肺炎的诊断

| 诊断要素 | 主要特点 |
|---|---|
| 临床表现 | MRSA 感染高危因素<br>发热、咳嗽、咳痰、呼吸困难及低氧血症 |
| 胸部影像学 | 无特异性<br>双侧外周肺实质病灶,呈斑片实变、结节样或树芽征,可伴有胸腔积液 |
| 微生物结果 | 确诊 MRSA 肺炎:<br>下呼吸道与血标本分离到同样的 MRSA,或者胸腔积液分离到 MRSA<br><br>很可能 MRSA 肺炎:<br>MRSA 定量培养:气管分泌物 $\geq 10^5$ cfu/ml,BALF $\geq 10^4$ cfu/ml,PSB $\geq 10^3$ cfu/ml,且血标本里分离到的 MRSA 与呼吸道标本中的 MRSA 不一致,但未发现菌血症的其他原发灶<br><br>可能 MRSA 肺炎:<br>从 HAP 患者的合格痰标本中分离到 MRSA |

我国《甲氧西林耐药的金黄色葡萄球菌肺炎诊治与预防专家共识》中关于 HAP/VAP 患者感染 MRSA 的

危险因素包括:长期住院特别是长期住ICU;来自护理院或长期护理机构的患者;近90天内曾住院≥2次以及在门诊接受化疗、透析和伤口处理者;年龄≥65岁;晚发性VAP,特别是机械通气治疗≥7天;近3个月内接受抗菌药物治疗,特别是应用第三代头孢菌素或氟喹诺酮类药物;因流行性感冒、糖尿病、肾衰竭、颅脑创伤、烧伤、昏迷并发肺炎;下呼吸道分泌物涂片镜检可见到较多革兰氏阳性球菌;感染性休克。

对于具有上述危险因素的HAP/VAP患者应及时送检呼吸道标本,高质量呼吸道标本的革兰氏染色对MRSA肺炎的阴性预测值为98.2%。需注意呼吸道标本分离到MRSA亦不排除污染或定植可能,需要紧密结合临床。包括送检标本时患者的临床情况、细菌的定量或半定量结果、细菌与白细胞的相关性、炎性指标、CPIS评分等均有助于判断是否为致病菌。

肺炎链球菌在HAP/VAP中少见,耐药肺炎链球菌感染的危险因素包括:年龄>65岁、酗酒、存在慢性基础疾病、近期患流感、无脾脏或脾脏功能低下、体液免疫缺陷、接触日托中心儿童等。诊断需结合临床、影像学及微生物结果,合格的呼吸道标本涂片可查见成对排列的革兰氏阳性球菌,同时血、呼吸道或其他组织标本培养出肺炎链球菌可确诊。肺炎链球菌尿抗原检测作为非侵袭性的快速检查方法,适合于难以获得呼吸道标本,或在获取标本前已开始应用抗菌药物治疗的患者。在重症肺炎和菌血症患者中的敏感性高,发病数周内可持续阳性,但早期可出现假阴性,且对轻症患者敏感性不高,亦不能获得药敏结果。

## 四、治疗

### （一）耐药革兰氏阳性球菌致 HAP/VAP 的经验性治疗

耐药肺炎链球菌在 HAP/VAP 中少见,当存在耐药肺炎链球菌感染危险因素时可考虑经验性覆盖,多选择头孢类或喹诺酮类药物。MRSA 肺炎病死率高,早期恰当的经验性治疗有助于降低 MRSA 肺炎的病死率。2016 年 IDSA/ATS 发布的 HAP/VAP 指南中提到,当患者有多重耐药菌的危险因素,入住的医疗机构 MRSA 分离率在金黄色葡萄球菌中所占比例 >10%~20%,以及入住机构 MRSA 流行病学未知的情况,可考虑经验性覆盖 MRSA。2015 年发表的亚洲 MRSA 肺炎治疗共识中也提到相应的治疗流程(图 5-3)。

### （二）耐药革兰氏阳性球菌致 HAP/VAP 的病原治疗

一旦获得病原学结果,可参考药敏试验给予目标性治疗。

1. PISP 和 PRSP　可选择头孢噻肟、头孢曲松、左氧氟沙星、莫西沙星等,给予针对性治疗后大多效果良好,疗程一般 7 天左右。对于有肺炎链球菌感染风险的特定人群,可通过接种疫苗有效预防罹患肺炎的风险。

2. MRSA　多采用单药治疗,联合治疗目前缺乏足够的证据。治疗药物主要有以下几种:

（1）万古霉素:治疗 MRSA 感染的经典药物,但目前已出现 VISA 和 hVISA,对万古霉素 MIC 升高,有可能导致万古霉素治疗失败。在治疗 MRSA 肺炎时万古霉素谷浓度应维持在 15~20mg/L,也有研究认为当谷浓度 >15mg/L 时肾毒性风险明显增加,但临床中大部

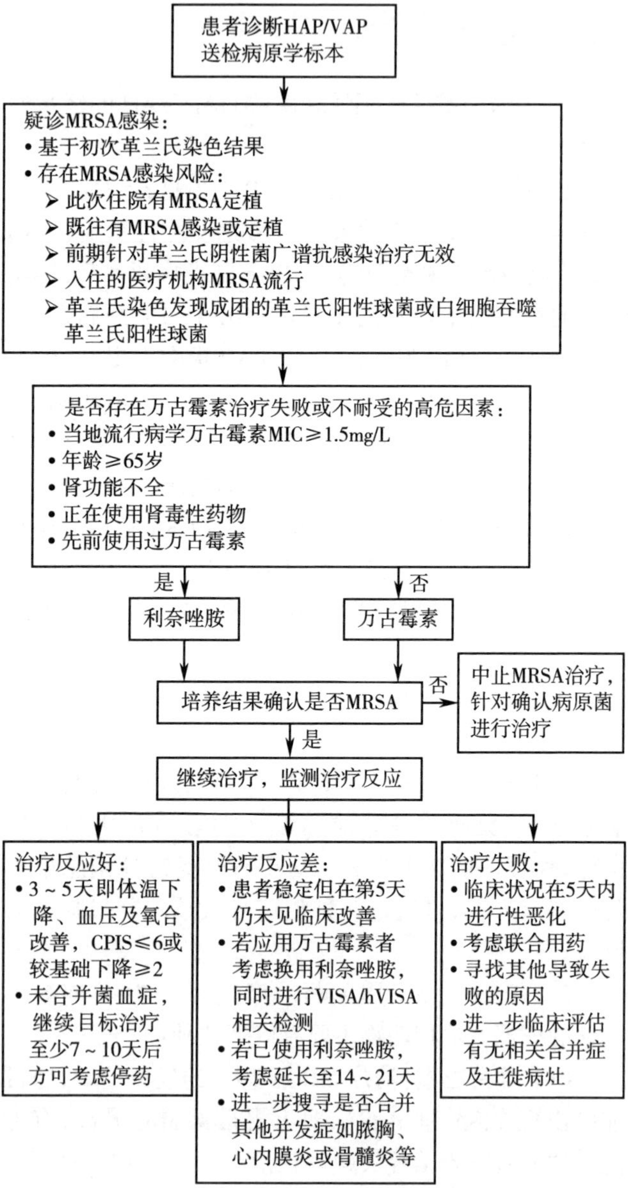


图 5-3　HA-MRSA 肺炎的抗感染治疗

分患者均未达到要求的谷浓度水平。当临床分离株对万古霉素的 MIC≥1.5mg/L 或患者万古霉素谷浓度较低时与 MRSA 治疗失败相关,应根据临床治疗反应和微生物清除状况,有条件应监测血药浓度,以决定是否继续使用万古霉素。

（2）替考拉宁:肺组织穿透力有限,需要给予负荷剂量,最佳剂量尚不明确,目前没有足够的证据表明其与万古霉素孰优孰劣。

（3）利奈唑胺:肺组织浓度高,有口服剂型适合序贯治疗,在万古霉素 MIC≥1.5mg/L 或存在 VISA/hVISA 时,应考虑首选。

（4）其他:特拉万星治疗耐药革兰氏阳性菌所致 HAP 的疗效与万古霉素相似,但我国尚未上市。其他在体外对 MRSA 有活性的药物如替加环素、奎奴普丁 - 达福普汀、头孢洛林、奈诺沙星等对于 MRSA 肺炎的疗效尚未得到有力证实。

MRSA 肺炎的治疗首选万古霉素或利奈唑胺,取决于患者的具体情况如血细胞计数、合并用药、肾功能、成本等因素。疗程一般为 7~21 天,根据患者治疗反应进行调整(图 5-3)。用于评价临床疗效的指标包括体温、白细胞计数、C 反应蛋白(CRP)、降钙素原(PCT)及氧合指数等,因影像学有所滞后,故不作为评价初始疗效的指标,但应根据患者的情况适时复查。MRSA 定植是发生 MRSA 感染的重要危险因素,去定植和微生物监测在预防 MRSA 肺炎中具有重要的作用。

（余　荷　康　焰）

## 参考文献

[1] KALIL A C, METERSKY M L, KLOMPAS M, et al. Management of adults with hospital-acquired and ventilator-associated Pneumonia: 2016 clinical practice guidelines by the infectious diseases society of America and the American thoracic society. Clin Infect Dis, 2016, 63(5): e61-e111.

[2] ROSENTHAL V D, MAKI D G, MEHTA Y, et al. International Nosocomial Infection Control Consortium (INICC) report, data summary of 43 countries for 2007—2012. Am J Infect Control, 2014, 42(9): 942-956.

[3] CHUNG D R, SONG J H, KIM S H, et al. High prevalence of multidrug-resistant nonfermenters in hospital-acquired pneumonia in Asia. Am J Respir Crit Care Med, 2011, 184(12): 1409-1417.

[4] 中华医学会呼吸病学分会感染学组. 甲氧西林耐药的金黄色葡萄球菌肺炎诊治与预防专家共识. 中华结核与呼吸杂志, 2012, 35(10): 734-738.

[5] CAO B, TAN T T, POON E W, et al. Consensus statement on the management of methicillin-resistant Staphylococcus aureus nosocomial pneumonia in Asia. Clin Respir J, 2015, 9(2): 129-142.

[6] 胡付品, 朱德妹, 汪复, 等. 2014 年 CHINET 中国细菌耐药性监测. 中国感染与化疗杂志, 2015, 15(5): 401-410.

[7] 刘又宁, 曹彬, 王辉, 等. 中国九城市成人医院获得性肺炎微生物学与临床特点调查. 中华结核与呼吸杂志, 2012, 35(10): 739-746.

[8] 赵春江, 陈宏斌, 王辉, 等. 2013 年全国 13 所教学医院院内血流感染及院内获得性肺炎和院内获得性腹腔感染常见病原菌分布和耐药性研究. 中华医学杂志, 2015, 95(22): 1739-1746.

# 第五节　社区获得性肺炎

社区获得性肺炎(CAP)致病菌的组成和耐药状况在不同国家和地区之间存在着差异,且随时间的推移而变化。国内多项成人 CAP 流行病学调查研究显示,肺炎链球菌是我国成人 CAP 最常见的致病阳性球菌,而金黄色葡萄球菌也占有重要的地位。近年来,肺炎链球菌耐药性逐年升高,给临床治疗带来挑战。MRSA 所致的 CAP 在美国等少数国家有较多报道,目前在我国成人仍少见。

## 一、常见病原菌及其耐药性

引起 CAP 最常见的革兰氏阳性球菌仍是肺炎链球菌。2015—2019 年 CHINET 研究显示,肺炎链球菌在所有细菌中的检出率为 1.77%~2.79%,并逐年呈增高趋势,2019 年 CHINET 数据显示,肺炎链球菌在所有阳性球菌中的检出率为 9.6%。美国流行病学调查显示肺炎链球菌的分离率为 10%~15%,与我国相似。欧洲肺炎链球菌的分离率为 12%~85%。

我国研究数据表明,肺炎链球菌对阿奇霉素的耐药率高达 88.1%~91.3%,对克拉霉素耐药率达 88.2%。另外,我国肺炎链球菌对口服青霉素的耐药率达 24.5%~36.5%,对口服第二代头孢菌素的耐药率为 39.9%~50.7%,但对注射用青霉素和第三代头孢菌素的耐药率较低(分别为 1.9% 和 13.4%)。左氧氟沙星和莫西沙星对肺炎链球菌依旧表现出很高的活性,敏感率分别为 97.8% 和 99.0%,肺炎链球菌对万古霉素、替考拉宁、利奈唑胺、替加环素和达托霉素的敏感性均为 100%。

MSSA 对 β- 内酰胺类药物的敏感率平均在 98% 以上，而 MRSA 几乎全部耐药。社区获得性 MRSA 肺炎又称为 CA-MRSA 肺炎。目前我国台湾省 CAP 患者分离出 MRSA 的比例为 4.3%，与日本情况类似（3.3%），而美国则有 6%~9%。我国内地 CA-MRSA 肺炎仅见于儿童及青少年的少量病例报道。在流感流行的季节，流感患者有继发 MRSA 感染的可能。对于喹诺酮类药物，MSSA 的敏感率均在 80% 以上，对大环内酯类、氨基糖苷类药物及利福平的敏感率波动在 50%~80%。MRSA 对万古霉素、替考拉宁、利奈唑胺和替加环素均敏感。CA-MRSA 对头孢洛林、头孢吡普和奈诺沙星等新型抗菌药物也表现为敏感。

## 二、耐药菌感染的危险因素

耐药肺炎链球菌感染的危险因素包括年龄 >65 岁、存在基础疾病（慢性心脏、肺、肝、肾疾病，糖尿病，免疫抑制）、酗酒、嗜烟，以及 3 个月内接受 β- 内酰胺类药物治疗等。

CA-MRSA 的易感人群包括与 MRSA 感染者或携带者密切接触者、流感病毒感染者、监狱服刑人员、竞技类体育运动员、服兵役人员、男性同性性行为者、经静脉吸毒人员、蒸汽浴使用者等。CA-MRSA 病情进展迅速，临床症状包括高热、咳嗽、胸痛、皮疹，严重者可出现咯血、意识模糊、急性呼吸窘迫综合征、休克和多器官衰竭等，还可并发酸中毒、弥散性血管内凝血、气胸、脓胸和肺脓肿等。其影像学特征包括双侧广泛的肺实变和空洞性病变，可伴有胸腔积液，流感后年轻患者出现坏死性肺炎，伴胸腔积液快速增加、明显咯血及红斑性皮疹时需要考虑 CA-MRSA。因此识别 MRSA 肺炎的临床和影像学特征，有助于及时有效治疗。

## 三、治疗

### （一）经验性治疗

由于我国成人肺炎链球菌对大环内酯类的耐药率较高,不推荐其单独作为 CAP 抗感染治疗药物。存在 PRSP 感染危险因素的患者,经验性治疗用药时,应避免使用口服青霉素、半合成青霉素和口服第二代头孢菌素;对于门诊轻症成人患者,口服多西环素或呼吸喹诺酮类药物可用于上述药物耐药率较高的地区或药物不耐受患者的替代治疗;对于住院成人患者,可静脉使用第三代头孢菌素或呼吸喹诺酮类药物作为肺炎链球菌耐药率较高地区经验性治疗的选择。CA-MRSA 的初始经验性治疗首选万古霉素等糖肽类药物或利奈唑胺。万古霉素治疗期间需检测血药浓度,以指导药物剂量调整。

### （二）目标性治疗

肺炎链球菌对青霉素 $MIC \leq 2mg/L$ 时,静脉用青霉素仍可作为我国成人肺炎链球菌感染的治疗药物之一,但需较大剂量（160 万 ~240 万 U）,多次（每天 4~6 次）静脉滴注;亦可选择氨苄西林 4~8g,分 2~4 次静脉滴注;选择半合成青霉素 + 酶抑制剂、第一代或第二代头孢菌素时,需足剂量分次静脉滴注。肺炎链球菌对青霉素 $MIC \geq 4mg/L$ 时,首选第三代、第四代头孢菌素和呼吸喹诺酮类药物治疗;若无效可选择万古霉素等糖肽类药物、利奈唑胺或替加环素等。

万古霉素等糖肽类药物是治疗 MRSA 感染的一线用药,成人剂量通常为 1g（或 15~20mg/kg）,每 12 小时一次,静脉滴注,监测万古霉素血药浓度,调整药物剂量,使得谷浓度达到 15~20mg/L（AUC/MIC≥400）。虽然我国尚未发现万古霉素耐药葡萄球菌,但万古霉素中介以及异质性中介的 MRSA 菌株不断出现,导致对万古霉素 MIC 升高的菌株不断增多。万古霉素治疗 MRSA 感染的失败率与其 MIC 呈正相关。如果 MRSA 对万古霉素的 MIC 为 1mg/L 时,应根据临床治疗反应和微生物的清除状况,决定是否继续使用万古霉素。如果 MRSA 对万古霉素的 MIC≥2mg/L,则应换用替代方案。

替考拉宁与万古霉素同属糖肽类药物,需给予负荷剂量。成人负荷剂量 400~800mg(或 12mg/kg)q.12h.连续用 3 次,静脉滴注;后给予维持剂量 400~800mg(或 6mg/kg),每天 1 次,静脉滴注。重度感染者,替考拉宁谷浓度应达到 15~30mg/L。如果 MRSA 对万古霉素的 MIC 升高,大多数情况下同样会导致替考拉宁治疗失败率增加。

利奈唑胺是噁唑烷酮类药物,在肺泡上皮衬液内浓度高,与糖肽类药物无交叉耐药。对万古霉素 MIC≥2mg/L 的葡萄球菌感染应选择利奈唑胺。成人剂量 600mg,每 12 小时一次,静脉滴注或口服。

替加环素半衰期长达 36~67 小时,在肺上皮细胞衬液中有一定的分布容积,给药 4 小时后肺组织中药物浓度与血清药物浓度相当;给药方案为 100mg 负荷剂量,维持剂量 50mg,每 12 小时一次,静脉滴注。

## (三)疗程

抗感染治疗疗程应视病情严重程度、缓解速度、并发症以及不同病原菌而异,不能把肺部阴影完全吸收作为停用抗菌药物的指征。通常轻、中度 CAP 患者疗程 7 天左右,重症以及伴有肺外并发症患者可适当延长抗感染疗程。金黄色葡萄球菌容易导致肺组织坏死,抗菌药物疗程可酌情延长。

CAP 常见耐药革兰氏阳性球菌治疗药物选择见表 5-6。

**表 5-6　CAP 常见耐药革兰氏阳性球菌治疗药物选择**

| 致病菌 | 首选抗感染药物 | 次选抗感染药物 | 备注 |
|---|---|---|---|
| 肺炎链球菌<br>青霉素 MIC≤2mg/L | 青霉素 160 万～240 万 U i.v. q.4h.~q.6h.;氨苄西林 4~8g i.v. 分 2~4 次;氨苄西林-舒巴坦 1.5~3g i.v. q.6h.;阿莫西林-克拉维酸钾 1.2g i.v. q.8h.~q.12h.;头孢唑啉 0.5~1g i.v. q.6h.~q.8h.;头孢拉定 0.5~1g i.v. q.6h.;头孢呋辛 0.75~1.5g i.v. q.8h.;拉氧头孢 1~2g i.v. q.8h.;头霉素类 | 头孢曲松;头孢噻肟;克林霉素;多西环素;呼吸喹诺酮类 | |
| 青霉素 MIC≥4mg/L | 头孢噻肟 1~2g i.v. q.6h.~q.8h.;头孢曲松 1~2g i.v. q24h.;左氧氟沙星 0.5~0.75g i.v. q.d.;莫西沙星 0.4g i.v. q.d.;吉米沙星 0.32g p.o. q.d. | 大剂量氨苄西林 (2g i.v. q.6h.);万古霉素;去甲万古霉素;利奈唑胺;头孢洛林;头孢吡普;奈诺沙星 | |

续表

| 致病菌 | 首选抗感染药物 | 次选抗感染药物 | 备注 |
|---|---|---|---|
| 金黄色葡萄球菌甲氧西林敏感 | 苯唑西林 1~2g i.v. q.4h.;氯唑西林 2~4g/d i.v. 分 2~4 次;氯唑西林 4~8g i.v. 分 2~4 次;阿莫西林 - 克拉维酸钾 1.2g i.v. q.8h.~q.12h.;氨苄西林 - 舒巴坦 1.5~3g q.6h.;头孢唑林 0.5~1g i.v. q.6h.~q.8h.;头孢拉定 1~2g i.v. q.6h. 或 q.8h.;头孢呋辛 0.75~1.5g i.v. q.8h.;拉氧头孢 1~2g i.v. q.8h.;头霉素类 | 克林霉素;阿奇霉素;红霉素;克拉霉素;多西环素;米诺环素;头孢噻肟;头孢曲松;头孢吡肟;左氧氟沙星;莫西沙星 | 万古霉素血药谷浓度目标为 15~20mg/ml,重症患者推荐应用负荷量为 25~30mg/kg。 |
| 甲氧西林耐药 | 万古霉素 1g i.v. q.12h. 或 0.5g q.6h.;利奈唑胺 600mg i.v. q.12h. | 去甲万古霉素;替考拉宁;头孢洛林;头孢吡普;奈诺沙星;替加环素 | 如果万古霉素 MIC≥ 2mg/L,应换用替代方案 |

（苏　欣）

▶ **参考文献**

［1］中华医学会呼吸病学分会.中国成人社区获得性肺炎诊断和治疗指南（2016版）.中华结核和呼吸杂志,2016,39（4）:253-279.

［2］中华医学会.成人社区获得性肺炎基层诊疗指南（2018年）.中华全科医师杂志,2019,18（2）:117-126.

［3］刘又宁,陈民钧,赵铁梅,等.中国城市成人社区获得性肺炎665例病原学多中心调查.中华结核和呼吸杂志,2006,29（1）:3-8.

［4］刘青,苏欣,张明,等.南京地区肺炎链球菌的耐药变迁及喹诺酮耐药机制研究.中国感染与化疗杂志,2014,14（1）:1-6.

［5］TORRES A,BLASI F,PEETERMANS W E,et al. The aetiology and antibiotic management of community-acquired pneumonia in adults in Europe:a literature review. Eur J Clin Microbiol,2014,33（7）:1065-1079.

［6］赵春江,张菲菲,王占伟,等.2012年中国成人社区获得性呼吸道感染主要致病菌耐药性的多中心研究.中华结核和呼吸杂志,2015,38（1）:18-22.

［7］胡付品,郭燕,朱德妹,等.2019年CHINET三级医院细菌耐药监测.中国感染与化疗杂志,2020,20（3）:233-243.

# 第六节　中性粒细胞缺乏伴发热

中性粒细胞缺乏患者是一类特殊的疾病人群。血液肿瘤本身,以及放化疗是导致中性粒细胞缺乏的主要原因。由于免疫功能低下,感染的症状和体征往往不明显,病原检出率低,发热可能是严重潜在感染的唯一征象。中性粒细胞缺乏是指外周血中性粒细胞绝对计数（ANC）<0.5×10$^9$/L，或预计48小时后 ANC<0.5×10$^9$/L；严重中性粒细胞缺乏是指 ANC<0.1×10$^9$/L。中性粒细胞缺乏伴发热是指中性粒细胞缺乏患者单次口腔温度≥38.3℃（腋窝温度≥38.0℃），或口腔温度≥38.0℃（腋窝温度≥37.7℃）持续超过1小时。

## 一、流行病学特点

发热是中性粒细胞缺乏患者常见的并发症。由于免疫功能低下，中性粒细胞缺乏患者感染的症状和体征往往不明显，病原检出率低，发热可能是感染的唯一征象。中国一项血液病中性粒细胞缺乏伴发热患者的流行病学调查显示：中性粒细胞缺乏持续21天发热的累积发生率高达81.9%；中心静脉置管、胃肠道黏膜炎、既往90天内暴露于广谱抗菌药物和中性粒细胞缺乏>7天是中性粒细胞缺乏伴发热的危险因素；在中性粒细胞缺乏伴发热中，32.3%为不明原因发热，54.7%为临床证实的感染，仅有13.0%为微生物证实的感染。因此，对于中性粒细胞缺乏的患者，一旦出现发热应高度重视，积极筛查感染部位及致病菌。

在中性粒细胞缺乏伴发热患者中，最常见的感染部位为肺（49.5%），其次为上呼吸道（16.0%）、肛周（9.8%）、血流（7.7%）、口腔（6.4%）、肠道（4.3%）、皮肤软组织（3.0%）和中心静脉导管（2.3%）。最常见的致病菌为革兰氏阴性菌（44.5%），其次为革兰氏阳性菌（38.0%）和真菌（17.5%）。在革兰氏阳性菌中，主要为凝固酶阴性葡萄球菌（$n$=34,39.1%），其次为粪肠球菌（$n$=13,14.9%）、屎肠球菌（$n$=8,9.2%）、金黄色葡萄球菌（$n$=8,9.2%）和肺炎链球菌（$n$=3,3.4%）。

在不同的感染部位，其致病菌谱也有明显不同。

在血流感染（BSI）中，北京大学血液病研究所资料显示，致病菌主要为革兰氏阴性菌（76.4%），其次为革兰氏阳性菌（22.9%）和真菌（0.7%）。在革兰氏阳性菌中，主要为凝固酶阴性葡萄球菌（$n=15$，46.9%）、屎肠球菌（$n=10$，31.3%）和链球菌（$n=5$，8.1%），金黄色葡萄球菌仅为 6.3%（$n=2$）。在肺部感染中，上海交通大学附属第一人民医院血液科资料显示，最常见的致病菌也为革兰氏阴性菌（48.4%），其次为革兰氏阳性菌（19.1%）。在革兰氏阳性菌中，主要为肠球菌（$n=25$，61.9%）和凝固酶阴性葡萄球菌（$n=12$，29.3%），金黄色葡萄球菌仅为 9.8%（$n=4$）。

中性粒细胞缺乏患者由于长期反复住院、广谱抗菌药物的应用，耐药菌检出率也较高。在葡萄球菌中，凝固酶阴性葡萄球菌和金黄色葡萄球菌对甲氧西林的耐药率分别为 65.9%~100% 和 12.5%~100%，但对万古霉素、替考拉宁、替加环素和利奈唑胺的耐药率均为 0。在肠球菌属中，粪肠球菌对万古霉素的耐药率为 0，屎肠球菌对万古霉素的耐药率为 2.3%~18.2%。肺炎链球菌对青霉素的耐药率为 80%，但对万古霉素、替考拉宁、利奈唑胺和替加环素的耐药率均为 0。

最后，中性粒细胞缺乏患者由于存在免疫功能缺陷，一旦出现感染死亡率也较高。中国血液病中性粒细胞缺乏伴发热患者的流行病学调查显示中性粒细胞缺乏伴发热患者 100 天总体死亡率为 9.2%，其中肺部感染患者死亡率为 20.8%，BSI 患者死亡率为 7.1%。而在接受异基因造血干细胞移植（allo-HSCT）的患者中，中性粒细胞缺乏期 BSI 患者 100 天的总体死亡率高达 17.2%。与死亡相关的危险因素包括：血流动力学不稳、既往耐药菌的定植或感染、有效抗菌药物的延迟应用。因此，中性粒细胞缺乏患者一旦出现发热，应立即应用恰当的抗菌药物。

## 二、诊断

中性粒细胞缺乏伴发热最常见的是感染,要求临床医生对这些患者进行快速和全面的评估,详细询问病史和体格检查,以发现发生感染的高危部位和隐匿部位。同时进行全面实验室检查、影像学检查和微生物学检查(图 5-4)。

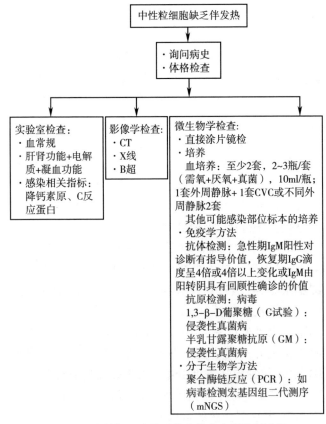

图 5-4　中性粒细胞缺乏伴发热患者的诊断流程

# 三、危险分层及耐药菌感染危险因素评估

## (一) 危险分层

对中性粒细胞缺乏伴发热患者进行危险分层是这类患者治疗开始前的必要工作,对于后续经验性抗菌药物的选择至关重要。危险分层包括高危和低危,定义参照中国《中性粒细胞缺乏伴发热患者抗菌药物临床应用指南》(表 5-7)。

表 5-7　中性粒细胞缺乏伴发热患者的危险分层

| 高危患者:符合以下任一项标准者 | 低危患者 |
| --- | --- |
| (1)严重中性粒细胞缺乏(ANC< $0.1 \times 10^9$/L)预计持续 >7 天<br>(2)有以下任意一种临床并发症:①血流动力学不稳定;②口腔或胃肠道黏膜炎,吞咽困难;③胃肠道症状:腹痛、恶心、呕吐或腹泻;④新发的神经系统改变或精神症状;⑤血管内导管感染,尤其是导管腔道感染;⑥新发的肺部浸润或低氧血症,或有潜在的慢性肺部疾病<br>(3)肝功能不全(转氨酶水平 >5倍正常上限)或肾功能不全(肌酐清除率 <30ml/min)<br>(4)合并免疫功能缺陷病<br>(5)接受分子靶向药物或免疫调节药物治疗 | 预计中性粒细胞缺乏持续时间≤7 天,无活动性并发症,肝肾功能正常或损害较轻并且稳定 |

## (二)耐药菌感染危险因素评估

随着抗菌药物耐药问题的日趋严重,对于中性粒细胞缺乏伴发热患者,在经验性抗感染治疗前,还应进

行耐药危险因素评估(表5-8)。

表5-8 耐药菌感染的危险因素

| 序号 | 危险因素 |
| --- | --- |
| 1 | 患者有耐药病原菌定植或感染病史,尤其是:①产超广谱β-内酰胺酶(ESBL)或碳青霉烯酶的肠杆菌;②耐药的非发酵菌,如铜绿假单胞菌、鲍曼不动杆菌、嗜麦芽窄食单胞菌;③ MRSA,尤其是万古霉素MIC≥2mg/L;④ VRE |
| 2 | 接触过广谱抗菌药物,尤其是第三代头孢菌素类、喹诺酮类药物 |
| 3 | 重症疾病:如晚期肿瘤、脓毒血症、肺炎 |
| 4 | 院内感染 |
| 5 | 长期和/或反复住院 |
| 6 | 留置导管 |
| 7 | 老年患者 |
| 8 | 重症监护病房患者 |

## 四、治疗

### (一)中性粒细胞缺乏伴发热患者初始经验性治疗

中性粒细胞缺乏患者由于免疫功能低下,一旦出现感染往往进展迅速甚至危及生命,而延迟的或不恰当的初始经验性治疗往往导致死亡率进一步升高。因此,对于中性粒细胞缺乏患者,一旦出现发热,应尽早开始恰当的初始经验性抗感染治疗,旨在降低由致病菌引起的严重并发症和病死率,其原则是覆盖可迅速引起严重并发症或危及生命的最常见和毒力较强的致病菌,直至获得准确的病原学培养结果。

在选择恰当的初始经验性抗感染治疗方案时,需要考虑以下因素。①中性粒细胞缺乏伴发热患者的危险分层和耐药菌感染的危险因素(表5-7、表5-8);②感染部位和可能的致病菌谱:需要考虑当地及本单位、科室的流行病学和耐药监测数据,覆盖最常见和毒力较强的致病菌,如产 ESBL 的肠杆菌、假单胞菌等;③抗菌药物的特性:如药物的 PK/PD 指数和不良反应等;④患者的脏器功能。选择具有杀菌活性、抗假单胞菌活性和安全性良好的广谱抗菌药物。

1. 对于危险分层为低危且不具备耐药菌感染危险因素的患者

(1)初始治疗可以在门诊或住院接受口服或静脉经验性抗菌药物治疗。对接受门诊治疗的患者需要保证密切的临床观察和恰当的医疗处理,如病情加重须尽快住院治疗。

(2)推荐治疗:环丙沙星 + 阿莫西林 - 克拉维酸、左氧氟沙星、环丙沙星或环丙沙星 + 克林霉素。

2. 对于危险分层为高危的患者

(1)必须住院接受治疗,静脉应用广谱抗菌药物。需要根据耐药菌感染危险因素、当地病原菌和耐药监测数据及临床表现复杂性(表5-9)对患者进行个体化评估,选择升阶梯或降阶梯治疗策略(表5-10)。

表 5-9　临床表现复杂性评估

| 序号 | 危险因素 |
| --- | --- |
| 1 | 血流动力学不稳定、低血压、休克 |
| 2 | 局灶性感染:如肺炎、肠炎、中心静脉导管相关感染等 |
| 3 | 并发症:出血、脱水、器官衰竭、慢性病 |

续表

| 序号 | 危险因素 |
|---|---|
| 4 | 长期和严重营养不良 |
| 5 | 高龄（60岁以上） |

表5-10 升阶梯和降阶梯治疗策略

| 治疗策略 | 适应证 | 初始经验性抗菌药物的选择 |
|---|---|---|
| 升阶梯治疗策略 | ①无耐药菌感染危险因素②本中心中性粒细胞缺乏伴发热因耐药菌导致感染罕见③无复杂临床表现 | ①抗假单胞菌头孢菌素：如头孢吡肟、头孢他啶②β-内酰胺酶抑制剂复合制剂：如哌拉西林-他唑巴坦、头孢哌酮-舒巴坦 |
| 降阶梯治疗策略 | ①有耐药菌感染危险因素②本中心中性粒细胞缺乏伴发热因耐药菌导致感染常见③有复杂临床表现 | ①碳青霉烯类单药应用②抗假单胞菌β-内酰胺类药物联合氨基糖苷类药物或喹诺酮类药物（重症患者选择碳青霉烯类药物）③早期覆盖耐药的革兰氏阳性菌（如果存在耐药的革兰氏阳性菌感染风险）：糖肽类药物、利奈唑胺或新型抗菌药物 |

（2）初始经验性抗感染治疗中抗耐药革兰氏阳性菌药物的应用

1）初始治疗中是否需要覆盖耐药的革兰氏阳性菌：由于凝固酶阴性葡萄球菌毒力较弱，一般不易导致病情迅速恶化。因此，不推荐在初始经验性抗感染治疗中联合应用覆盖耐药革兰氏阳性菌的药物,覆盖耐药革兰氏阳性菌的抗菌药物可以延迟48~72小时应用。但是,当患者出现特殊情况时,在初始经验性治疗方案中需要联合应用覆盖耐药革兰氏阳性菌的药物,如万古霉素、利奈唑胺、替考拉宁、达托霉素。

需要在初始经验性抗感染治疗中覆盖耐药革兰氏阳性菌的特殊情况如下:①血流动力学不稳定或有其他严重BSI的证据;②X线影像学确诊的肺炎;③在最终鉴定结果及药敏试验结果报告前,血培养为革兰氏阳性菌;④临床疑有严重导管相关感染;⑤任一部位的皮肤或软组织感染;⑥MRSA、VRE或PRSP的定植;⑦已预防性应用氟喹诺酮类药物或经验性应用头孢他啶治疗时出现的严重黏膜炎。

2) 抗耐药革兰氏阳性菌的药物选择:在选择抗菌药物时应注意不同药物的抗菌谱和抗菌特性(如组织穿透性、PK/PD指数和不良反应等),根据病原菌谱和感染部位选择恰当的抗菌药物。不同感染部位、不同病原菌的抗菌药物选择及剂量见表5-11、表5-12。

表5-11　不同感染部位的抗菌药物推荐

| 抗菌药物 | 皮肤软组织感染 | 肺炎 | BSI或导管相关BSI | 中枢神经系统感染 | 骨关节感染 |
|---|---|---|---|---|---|
| 万古霉素 | ++ | ++ | ++ | ++ | ++ |
| 替考拉宁 | ++ | ++ | ++ | – | |
| 达托霉素 | +++ | – | +++ | – | ++ |

续表

| 抗菌药物 | 皮肤软组织感染 | 肺炎 | BSI 或导管相关 BSI | 中枢神经系统感染 | 骨关节感染 |
|---|---|---|---|---|---|
| 利奈唑胺 | +++ | +++ | + | +++ | ++ |
| 替加环素 | +++ | + | + | – | – |

注:– 无作用;+ 仅作为备选药物;++ 该适应证下的用药选择;+++ 该适应证下的首选药物。

表 5-12　抗耐药革兰氏阳性菌药物推荐剂量

| 病原菌 | 抗菌药物 |
|---|---|
| MRSA | 1. 万古霉素:10~20mg/kg q.8h.~q.12h.<br>2. 替考拉宁:负荷剂量:6mg/kg q.8h.(第一天);维持剂量:6~10mg/kg q.d.<br>3. 利奈唑胺:600mg q.12h.<br>4. 达托霉素:①皮肤软组织感染,4mg/kg q.d.;② BSI 或导管相关 BSI,6mg/kg q.d.;③骨关节感染,6mg/kg q.d.<br>5. 替加环素:首次剂量:100mg;维持剂量:50mg q.12h. |
| 万古霉素治疗无效的 MRSA<br>万古霉素 MIC>2μg/ml 的 MRSA<br>VRE | 1. 利奈唑胺:600mg q.12h.<br>2. 达托霉素:10mg/kg q.d.<br>3. 替加环素:首次剂量 100mg;维持剂量 50mg q.12h. |

## (二)中性粒细胞缺乏伴发热的抗菌药物调整

在接受初始经验性抗感染治疗 2~4 天后,应根据危险分层、确诊的病原菌和患者对初始治疗的反应等综合判断，决定后续如何调整抗菌药物。

1. 有明确病原学证据的患者　根据病原学及药敏结果进行调整。对于在初始治疗中联合应用了抗耐药革兰氏阳性菌药物的患者，如果无明确革兰氏阳性菌感染的证据，应停用相关抗菌药物。

（1）如果已经退热：根据病原学及药敏结果停止联合用药，调整为窄谱抗菌药物。

（2）如果仍持续发热：评估初始治疗的合理性，根据感染部位、病原学及药敏结果调整抗菌药物。

2. 无明确病原学证据的患者　根据患者对初始治疗的反应进行调整。

（1）如果已经退热：继续初始治疗。

（2）如果仍持续发热：对患者进行诊断再评估；评估抗菌药物的抗菌谱及药物特性；需要考虑覆盖耐药的革兰氏阳性菌、泛耐药的革兰氏阴性菌、厌氧菌、真菌、病毒等。

（3）正在门诊接受经验性口服或静脉治疗的低危患者，如果其发热和临床症状在48小时内无好转，应该住院重新评估，并开始静脉应用广谱抗菌药物治疗。

**（三）抗菌药物的治疗疗程**

对于不明原因发热的患者，抗菌药物治疗直至退热后3~5天；对于有明确感染证据的患者，抗菌药物治疗直至感染症状和体征消失、微生物学证据消失，疗程取决于特定的微生物和感染部位；如果适当的抗菌治疗疗程已结束，但仍然存在中性粒细胞缺乏，可以考虑执行预防性用药方案直至 $ANC \geq 0.5 \times 10^9/L$。

（黄晓军　闫晨华）

## ▶ 参考文献

[1] FREIFELD A G,BOW E J,SEPKOWITZ K A,et al. Clinical practice guideline for the use of antiMICsrobial agents in neutropenic patients with cancer:2010 Update by the Infectious Diseases Society of America. Clin Infect Dis,2011,52(4):e56-93.

[2] 闫晨华,吴德沛,胡建达,等. 中国血液病患者中性粒细胞缺乏伴发热的流行病学研究:多中心前瞻性研究. 中华血液学杂志,2016,37(3):177-182.

[3] YAN C H,WANG Y,MO X D,et al. Incidence,Risk factors, MIC srobiology and outcomes of pre-engraftment bloodstream infection after haploidentical hematopoietic stem cell transplantation and comparison with hla-identical sibling transplantation. Clin Infect Dis,2018,67(suppl_2):S162-S173.

[4] ZHU J,ZHOU K,JING Y,et al. Bacterial Pathogens differed between neutropenic andnon-neutropenic patients in the same hematological ward:an 8-year survey. Clinical Infectious Diseases,2018,67(suppl_22):S174-S178.

[5] AVERBUCH D,ORASCH C,CORDONNIER C,et al. European guidelines for empirical antibacterial therapy for febrile neutropenic patients in the era of growing resistance:summary of the 2011 4th European Conference on Infections in Leukemia. Haematologica,2013,98(12):1826-1835.

[6] 徐春晖,朱国庆,林青松,等. 2014—2018 年成人血液病患者血流感染病原菌分布及耐药性单中心结果分析. 中华血液学杂志,2020,41(8):643-648.

[7] 张磊,鲁怀伟,刘会兰. 2010—2014 年血液病患者细菌感

染的微生物学及临床特点分析. 中华血液学杂志,2016,37（5）:383-388.

[8] ZHAI W H,ZHANG X Y,WANG J L,et al. A Prospective observational study of antibiotic therapy in febrile neutropenia patients with hematological malignances from multiple centers in northeast China. Int J Infect Dis,2015,37:97-103.

[9] TANG Y,WU X,CHENG Q,LI X. Inappropriate initial antiMICsrobial therapy for hematological malignancies patients with gram-negative bloodstream infections. Infection,2020,48（1）:109-116.

[10] ZHANG Y X,ZHENG Y,DONG F Y,et al. Epidemiology of febrile neutropenia episodes with gram-negative bacteria infection in patients who have undergone chemotherapy for hematologic malignancies:a retrospective study of 10 years data from a single center. Infect Drug Resist,2020,13:903-910.

[11] 中华医学会血液学分会,中国医师协会血液科医师分会. 中国中性粒细胞缺乏伴发热患者抗菌药物临床应用指南(修订版). 中华血液血杂志,2020,41（12）:969-978.

[12] BASSETTI M,GINOCCHIO F,GIACOBBE D R. New approaches for empiric therapy in gram-positive sepsis. Minerva Anestesiol,2011,77（8）:821-827.

[13] LIU C,BAYER A,COSGROVE S E,et al. Clinical practice guidelines by the infectious diseases society of america for the treatment of methicillin-resistant Staphylococcus aureus infections in adults and children:executive summary. Clin Infect Dis,2011,52（3）:285-292.

[14] LEWIS P O,HEIL E L,COVERT K L,et al. Treatment strategies for persistent methicillin-resistant Staphylococcus

aureus bacteraemia. J Clin Pharm Ther, 2018, 43 (5): 614-625.

# 第七节 腹腔感染

腹腔感染(intra-abdominal infection, IAI)是一类死亡率较高的常见感染性疾病,约 1/4 的脓毒症或感染性休克是由 IAI 引起的,是感染性休克的第二大病因。IAI 按感染波及的解剖范围分为两大类:①非复杂腹腔感染,指感染局限于单个器官,而不波及腹膜,仅需要采用手术或抗菌药物的单一治疗方案;②复杂性腹腔感染(complicated intra-abdominal infection, cIAI),指感染范围超出单个器官,引起局限性或弥漫性腹膜炎,需要采用手术联合抗菌药物的综合治疗,因而可将 cIAI 分为原发性腹膜炎、继发性腹膜炎和三级腹膜炎(tertiary peritonitis, TP)。IAI 根据感染发生地点又可分为社区获得性和医疗保健相关性/医院获得性两类。cIAI 的主要病原菌通常是革兰氏阴性杆菌,而阳性球菌也是 IAI 的一种重要致病菌。美国近期的一项研究显示,在 4 453 例 cIAI 患者中,84.7% 的患者为革兰氏阴性菌感染,40.0% 的患者为革兰氏阳性菌感染,其中最常见的革兰氏阳性菌分别为粪肠球菌(18.47%)、屎肠球菌(15.17%)和金黄色葡萄球菌(10.33%)。我国最新的一项研究结果表明,ICU 中革兰氏阴性菌腹腔感染者占多数(48.42%),革兰氏阳性菌腹腔感染者占 26.35%,其中最常见的革兰氏阳性菌分别是屎肠球菌(10.02%)、粪肠球菌(6.86%)和 MRSA(3.90%)。逐渐增长的感染率和耐药率使 cIAI 中耐药阳性球菌的治疗成为临床医生的一项新挑战。

## 一、常见病原菌及其耐药性

### (一) 不同 IAI 部位的阳性球菌分布

IAI 的病原菌通常是来自胃肠道菌种包括阴性杆菌、阳性球菌、厌氧菌以及念珠菌的混合感染,肠道不同部位最初感染的病原菌分布也相应有所区别,上消化道感染中阳性球菌稍多(图 5-5)。

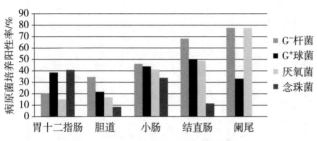

图 5-5　胃肠道不同部位的病原菌分布

[数据来源于 Drugs,2012,72(6):e17-e32]

### (二) CA-IAI 与 HA-IAI 的常见阳性球菌

CA-IAI 的病原菌中链球菌占 14%~38%,仅次于大肠埃希菌。而 HA-IAI 的主要阳性球菌是肠球菌(21%~35%),金黄色葡萄球菌不多见(7%~8%),MRSA 少于 5%。

各种类型 IAI 的常见病原菌见表 5-13。

### (三) 阳性球菌的耐药性

HA-IAI 经常分离出肠球菌,而近年来耐药的肠球菌如 VRE 明显上升,经常导致经验性抗感染治疗失败,增加 IAI 的死亡率。而对于免疫健全的患者,MRSA 导致的 IAI 相对少见。近年统计数据显示:手术后继发性 IAI 的阳性球菌占 29.7%,包括凝固酶阴性葡萄球菌(12%),表皮葡萄球菌(7.4%),肠球菌[6.3%,包括

表 5-13　各种类型 IAI 的前 3 位病原菌

| 感染名称 | 第 1 位 | 第 2 位 | 第 3 位 |
|---|---|---|---|
| 继发性腹膜炎（脏器穿孔或破裂） | 肠杆菌科 | 拟杆菌属 | 肠球菌 |
| 原发性腹膜炎 | 肠杆菌科（44%） | 葡萄球菌（18%） | 链球菌（15%） |
| 持续性腹膜透析相关性腹膜炎 | 革兰氏阳性菌（45%）（金黄色葡萄球菌和凝固酶阴性葡萄球菌） | 革兰氏阴性菌（15%） | 真菌（2%） |
| 腹腔脓肿　肝脓肿 | 肠杆菌科 | 拟杆菌 | 肠球菌 |
| 肾周脓肿 | 金黄色葡萄球菌 | 肠杆菌科（伴肾盂肾炎） | |
| 胆道感染 | 肠杆菌科（68%） | 肠球菌（14%） | 拟杆菌（10%） |
| 坏死性胰腺感染 | 肠杆菌科 | 革兰氏阳性菌（肠球菌、金黄色葡萄球菌、表皮葡萄球菌） | 厌氧菌 |

注：数据来源于《热病·桑福德抗微生物治疗指南》第 48 版。

粪肠球菌（4.4%）和屎肠球菌（1.9%）]，MRSA（2.2%），甲氧西林敏感金黄色葡萄球菌（1.8%）。而肝硬化患者原发性腹膜炎中阳性球菌高达 64.9%，成为首位病原菌，其中社区获得性腹膜炎中主要分离出肺炎链球菌和金黄色葡萄球菌，医院获得性腹膜炎则主要为肠球菌（31.4%，屎肠球菌占 27.7%）和凝固酶阴性葡萄球菌（30.2%），其中约 5% 的 VRE 和 1% 的 MRSA 是死亡的高危因素。

## 二、诊断及耐药菌感染的危险因素

### （一）诊断

IAI 的临床诊断需根据典型的临床症状、体征、诱发因素和实验室检查、影像学（B 超、腹部 CT）、细菌培养等多种检查结果综合判断。对于病情相对稳定、不能立即进行剖腹探查的成人患者，CT 是必需的确诊检查，明确是否有 IAI 及其来源。血流动力学不稳定的重症患者在不能立即进行剖腹探查而且不能离开 ICU 进行 CT 影像检查的情况下，超声是最佳的辅助检查手段。对于 IAI 的高危患者，应常规留取 IAI 部位标本进行培养以明确病原学诊断。原发性腹膜炎及持续性非卧床式腹膜透析（continuous ambulatory peritoneal dialysis，CAPD）相关性腹膜炎还应做腹水白细胞和中性粒细胞检查来诊断，原发性腹膜炎腹水中性粒细胞 $>0.25 \times 10^9/L$，CAPD 相关性腹膜炎的腹透液白细胞 $>0.1 \times 10^9/L$ 伴中性粒细胞 $>50\%$。

另外，根据治疗失败或死亡的风险把腹腔感染分为 3 类：低危的 CA-IAI、高危的 CA-IAI 和医疗保健相关性 /HA-IAI。高危的 IAI 患者可以根据以下因素判断包括：脓毒症或脓毒症休克；急性生理与慢性健康评分Ⅱ（APACHE Ⅱ）≥10 分；高龄（≥70 岁）；恶性肿瘤；

严重心血管疾病;严重的肝脏疾病或肝硬化;严重的肾脏疾病;低蛋白血症;感染波及的范围大;原发感染源的控制不恰当充分;弥漫的、广泛的腹膜炎;曼海姆腹膜炎指数(MPI)评分高;原发感染灶处理延迟;感染源控制不充分;耐药菌感染。高危的 IAI 患者治疗失败率高、病死率高。

医疗保健相关性 /HA-IAI 的诊断标准如下:原发感染灶控制后感染仍持续发展超过 48 小时;本次或 90 天内住院超过 48 小时;前 30 天内曾入住私人医院或长期护理机构;前 30 天内有家庭输液治疗、家庭伤口护理或者透析病史;前 90 天内曾使用广谱抗菌药物治疗超过 5 天。

**(二)多重耐药菌感染的高危因素**

许多因素能使患者发生多重耐药(MDR)菌腹腔感染,甚至使患者容易发生 VRE、MRSA 腹腔感染(表 5-14)。

表 5-14 耐药菌感染的高危因素

| MDR 菌感染 | VRE 感染 | MRSA 感染 |
| --- | --- | --- |
| 医疗相关性感染 | 肝移植患者来源于肝胆系统的腹腔内感染 | 免疫抑制 |
| 高龄 | | MRSA 定植风险高 |
| 病情严重 APACHE II 评分 >15 分 | 明确有 VRE 定植的患者 | 先前抗感染治疗失败或有大量抗菌药物暴露史 |
| 合并器官功能不全及程度 | 术后 cIAI 或三级腹膜炎 | |
| 营养不良及低蛋白血症 | 胆道反复的手术干预 | |
| | 坏死性胰腺炎 | |

续表

| MDR 菌感染 | VRE 感染 | MRSA 感染 |
|---|---|---|
| 免疫抑制<br>恶性肿瘤 | 心脏瓣膜疾病和血管内人工装置植入的患者<br>肠球菌感染或定植既往史<br>免疫功能低下<br>ICU 长期住院患者<br>近期万古霉素暴露史 | |

## 三、治疗

### （一）经验性治疗

1. CA-IAI 根据上述高危因素判定指导 CA-IAI 的经验性抗阳性球菌治疗（表 5-15）。

表 5-15 显示,CA-IAI 的经验性抗阳性球菌治疗,需要覆盖基本的肠道革兰氏阳性链球菌,但无须覆盖肠球菌属。若是高危成人 CA-IAI,建议经验性治疗覆盖肠球菌属;没有依据时,不推荐使用抗 MRSA 的药物。

表 5-15 CA-IAI 的经验性抗阳性球菌治疗建议

| 类型 | 治疗原则 | 推荐药物 |
|---|---|---|
| 低危的 CA-IAI | 应用窄谱的抗菌药物能覆盖需氧的链球菌,不需常规使用广谱的覆盖肠球菌的抗菌药物 | 首选厄他培南、头孢曲松或头孢噻肟,替代可选择头孢哌酮-舒巴坦,若有 β-内酰胺类药物过敏,可选用莫西沙星、环丙沙星或左氧氟沙星 |

续表

| 类型 | 治疗原则 | 推荐药物 |
|------|---------|---------|
| 高危的 CA-IAI | 考虑经验性抗肠球菌治疗 | 如果经验性抗菌药物未使用哌拉西林 - 他唑巴坦或亚胺培南 - 西司他丁,建议加用万古霉素,或氨苄西林 |

2. 医疗保健相关性 /HA-IAI 医疗保健相关性 /HA-IAI 的患者常存在耐药病原菌感染的高危因素,经验性加强抗菌药物使用,可以减少因不恰当初始治疗导致的治疗失败。经验性抗阳性球菌治疗有以下建议(表 5-16):

(1)总的原则:评估肠球菌、MRSA 感染的高危因素,初始经验性治疗可参考高危 CA-IAI 的建议使用抗菌药物,同时要考虑选用能覆盖肠球菌、MRSA 的药物。

(2)抗肠球菌治疗建议:①如曾感染肠球菌,经验性治疗需覆盖肠球菌属;②确认医疗保健相关性感染患者是否存在肠球菌感染高危因素,包括手术后感染,因为这些患者先前已接受过头孢菌素或其他药物,可能会选择出肠球菌;表现为脓毒症或脓毒症休克、免疫抑制、心脏瓣膜疾病或血管内人工装置植入的患者经验性治疗均需要覆盖肠球菌;③初始的抗肠球菌经验性治疗主要针对粪肠球菌,可以根据培养和药敏试验结果,选用万古霉素或替考拉宁;④若患者具有感染 VRE 的高危 IAI 因素,经验性治疗需要考虑覆盖 VRE,可选择的药物包括利奈唑胺和达托霉素。

(3)抗 MRSA 治疗建议:医疗保健相关性 /HA-IAI

的患者,如果已知有 MRSA 定植、高龄、并发症、之前住院或手术、先前治疗失败并已使用较多抗菌药物而可能为 MRSA 感染者,经验性治疗可以覆盖 MRSA。疑似或确诊 MRSA 感染的患者,美国感染病学会指南及美国外科协会指南推荐使用万古霉素或替考拉宁,替代的药物可选用利奈唑胺或达托霉素,效果良好。

**表 5-16　医疗保健相关性 /HA-IAI 的经验性抗阳性球菌治疗建议**

| 常规的药物建议 | |
| --- | --- |
| 哌拉西林 - 他唑巴坦、多利培南、亚胺培南 - 西司他丁、美罗培南或头孢吡肟,或头孢他啶,或氨曲南 + 万古霉素 | |
| 附加药物建议 | |
| 可能病原菌 | 推荐药物 |
| 粪肠球菌 | 如果经验性抗菌药物未使用哌拉西林 - 他唑巴坦或亚胺培南 - 西司他丁,建议加用万古霉素或氨苄西林 |
| 屎肠球菌 | 万古霉素或替考拉宁 |
| VRE | 达托霉素或利奈唑胺 |
| MRSA | 万古霉素、替考拉宁、达托霉素或利奈唑胺 |

注:来源于 Surgical Infections,2017,18(1):1-76。

### (二) IAI 常用的抗耐药阳性球菌药物的治疗方案

IAI 的抗耐药阳性球菌药物的初始经验性治疗方案见表 5-17。

### (三) 抗阳性球菌药物的治疗疗程

在接受初始经验性抗感染治疗后,一般应观察 3 天才能对其效果作出可靠的评价,在此之前不宜频繁更换。若 2~3 天后无明确革兰氏阳性球菌感染证据,应停用抗革兰氏阳性球菌药物。一般确诊 cIAI 的抗菌疗程应为 4~7 天,当无法手术治疗时可适当延长,但长疗程不能改善预后。若 4~7 天疗程后,患者 IAI 的临床征象持续存在或再发,需进一步明确诊断,包括进行 CT 或超声检查;继续使用根据病原菌选用的有效抗菌治疗仍然无效,则需考虑非腹腔外的感染。停药指征为腹膜炎症状体征完全消除,体温、白细胞计数正常3 天以上。若停药后症状复发,应及时恢复抗菌药物治疗。

**表 5-17 IAI 的抗耐药阳性球菌药物的初始经验性治疗方案**

| 抗菌药物 | 治疗方案 |
| --- | --- |
| 万古霉素 | 15~20mg/kg q.8h.~q.12h. 静脉滴注,建议给予 25~30mg/kg 作为首次负荷剂量,并定期监测万古霉素谷浓度,调整给药剂量,保证目标谷浓度为 15~20mg/L |
| 利奈唑胺 | 0.6g q.12h. 静脉滴注 |
| 替考拉宁 | 12mg/kg q.12h.×3 剂,然后 12mg/kg q.d. 静脉滴注 |
| 达托霉素 | 6~12mg/kg q.d. 静脉滴注 |

## 四、特殊类型腹腔感染的诊断和处理

### (一)持续性非卧床式腹膜透析相关腹膜炎

腹膜炎是腹膜透析的主要并发症之一,也是导致腹膜透析失败的主要原因。在大多数国家中,腹膜透析(PD)相关腹膜炎以革兰氏阳性菌感染为主,以凝固酶阴性葡萄球菌和金黄色葡萄球菌最为常见(表 5-13)。PD 相关腹膜炎诊断标准如下(达到两项及以上即可诊断):①有腹痛和 / 或腹透流出液混浊的临床表现;②腹透流出液白细胞计数 >100/μl 或 >0.1×10⁹/L(腹透液留腹 2 小时以上），且中性粒细胞 >50%；③腹透流出液培养阳性。患者腹透流出液混浊时应怀疑腹膜炎，并对腹透流出液进行细胞计数、分类、革兰氏染色和细菌培养，在明确或排除诊断前均按照腹膜炎处理。在获得病原菌标本后，应尽快开始经验性抗菌药物治疗，治疗方案应同时覆盖革兰氏阳性菌和革兰氏阴性菌。国际腹膜透析协会指南建议使用万古霉素或第一代头孢菌素覆盖革兰氏阳性菌，万古霉素与第一代头孢菌素的选择应取决于当地/本院/本科室甲氧西林耐药菌的流行程度；使用第三代头孢菌素或氨基糖苷类药物覆盖革兰氏阴性菌，头孢菌素过敏患者可选择氨曲南，同时应避免长期应用氨基糖苷类药物引起的前庭毒性和耳毒性。除抗菌药物治疗外，PD 相关腹膜炎的初始治疗方案还强调了综合治疗，具体包括止痛、腹腔内注入肝素、预防性使用抗真菌药物、培训患者腹腔内注药技能及加强随访等措施。

**（二）原发性腹膜炎**

原发性腹膜炎又称自发性腹膜炎（spontaneous bacterial peritonitis，SBP），指患者腹腔内无原发感染灶，但也表现出腹膜炎症和弥漫性细菌感染，常发生于婴幼儿和肝硬化患者。大肠埃希菌等革兰氏阴性菌是引起 SBP 发病的主要病原菌（表 5-13），然而，近年来革兰氏阳性菌感染的患病率逐年上升，在部分国家和地区已达到 48%~62%，常见的革兰氏阳性菌包括链球菌、肠球菌和葡萄球菌。全球范围内，肝硬化患者 MDR 菌感染的患病率也已达到 34%。SBP 患者常出现腹部压痛、腹胀发热或者反跳痛等典型临床症状和体征，但 SBP 的诊断仍需在腹水细菌培养、腹水常规检测、实验室检测与其他检查方法的基础上进行综合判定。腹水中性粒细胞计数 >250/mm$^3$ 可做出初步诊断，腹水培养阳性可确诊。第三代广谱头孢菌素头孢克肟是院外 SBP 感染的一线治疗选择，氟喹诺酮类药物可用于治疗非复杂 SBP，但长期使用会增加细菌耐药性和双重感染的风险。在选择一线经验性抗菌药物治疗 SBP 时，应考虑当地耐药菌的流行情况：MDR 菌感染风险较低时，哌拉西林 - 他唑巴坦是首选的一线治疗药物；产超广谱 β- 内酰胺酶（extended-spectrum beta-lactamase，ESBL）菌感染的高风险地区推荐使用美罗培南；对于 MRSA 和万古霉素敏感肠球菌（vancomycin-sensitive *Enterococcus*，VSE）感染的高风险地区，推荐美罗培南和万古霉素或替考拉宁联合用药；VRE 感染推荐使用利奈唑胺。此外，其他的治疗手段还包括对症支持、适当干预肠道菌群、免疫疗法等，以期最大限度地减少感染的发生，降低细菌的耐药性和提高患者生存率。

### （三）三级腹膜炎

国际脓毒症共识会议将三级腹膜炎（TP）定义为通过外科手段在成功、充分地控制感染源后，仍持续或复发≥48 小时的腹腔感染，但这一定义尚未在学术界达成统一。TP 可引起全身性炎症反应综合征、脓毒症或感染性休克，死亡率高达 30%~64%。TP 中的病原菌主要是机会性致病菌和医院源性致病菌，如肠球菌、肠杆菌和念珠菌。由于 TP 患者的腹腔感染反复发作，因此 TP 患者 MDR 菌感染率更高，耐药性更强，包括 MDR 假单胞菌和不动杆菌、VRE 和 MRSA。TP 的诊断指标仍存在争议，MPI、简化急性生理评分Ⅱ（SAPSⅡ）和 C 反应蛋白可能有利于 TP 的早期诊断。TP 患者经验性治疗药物的选择应遵循个性化原则，充分考虑患者既往细菌培养情况、药敏性资料、抗菌药物药物暴露史以及当地流行的耐药菌类型。MDR、广泛耐药（extensively drug resistant，XDR）和泛耐药（pan-drug resistant,PDR)菌感染推荐联合治疗方案。

### (四)胆道感染

胆道感染常见菌包括大肠埃希菌、克雷伯菌和厌氧菌,肠球菌在胆道感染中的作用尚不明确,对于社区获得性胆道感染,通常不建议针对肠球菌的特异性覆盖。抗菌药物的疗效可能取决于胆道抗菌药物的有效浓度,胆管梗阻患者的抗菌药物胆道渗透性差,只有在少数患者中抗菌药物能达到有效的胆道浓度。胆道感染的常用抗菌药物的胆道渗透性见表 5-18。

**表 5-18 胆道感染常用抗菌药物的胆道渗透性**

| 高渗透性抗菌药物 | 低渗透性抗菌药物 |
| --- | --- |
| 哌拉西林 - 他唑巴坦 | 头孢曲松 |
| 替加环素 | 头孢噻肟 |
| 阿莫西林 - 克拉维酸 | 美罗培南 |
| 环丙沙星 | 头孢他啶 |
| 氨苄西林 - 舒巴坦 | 万古霉素 |
| 头孢吡肟 | 阿米卡星 |
| 左氧氟沙星 | 庆大霉素 |
| 亚胺培南 | |

注:来源于 World J Emerg Surg,2016,14(11):25。

### (五)坏死性胰腺感染

急性胰腺炎是消化系统最常见的疾病之一,10%~20% 的患者会发生胰腺、胰周坏死,其中 30%~40% 的患者合并感染,坏死性胰腺感染死亡率可高达 20%~30%。CT 横断面影像显示胰腺、胰周出现气体时应怀疑坏死性胰腺感染,患者出现高热、菌血症、白细胞增多、病情恶化等表现也可提示坏死性胰腺感染,CT

引导下的细针穿刺加革兰氏染色、细菌培养可确诊。当怀疑有坏死性胰腺感染时,美国胃肠病协会指南推荐使用高渗透性广谱静脉抗菌药物,包括碳青霉烯类、喹诺酮类、甲硝唑和第三代及以上头孢菌素,不推荐常规使用抗真菌药物。除抗菌药物治疗外,坏死性胰腺感染强调多学科、多手段的综合治疗方案,包括①营养支持:无恶心、呕吐且无严重肠梗阻的患者建议经口营养,否则应尽快给予肠内营养,两种营养方式均不可行或不耐受时考虑肠外营养;②感染坏死组织的引流和清创,包括经皮穿刺引流、内镜下穿刺引流和开腹手术等多种方式。

(管向东 陈德昌 李维勤 黎丽芬 许 尧)

## ▶ 参考文献

[1] MAZUSKI J E,TESSIER J M,MAY A K,et al. The surgical infection society revised guidelines on the management of intra-abdominal infection. Surg Infect(Larchmt),2017,18(1):1-76.

[2] SOLOMKIN J S,MAZUSKI J E,BRADLEY J S,et al. Diagnosis and management of complicated intra-abdominal infection in adults and children:guidelines by the Surgical Infection Society and the Infectious Diseases Society of America. Clin Infect Dis, 2010,50(2):133-164.

[3] BLOT S,DE WAELE J J,VOGELAERS D. Essentials for selecting antiMICsrobial therapy for intra-abdominal infections. Drugs,2012,72(6):e17-e32.

[4] SANFORD J P. 热病:桑德福抗微生物治疗指南(新译,48版). 范洪伟,王焕玲,周宝桐,等译. 北京:中国协和医科大学出版社,2019.

［5］BALLUS J,LOPEZ-DELGADO J C,SABATER-RIERA J, et al. Surgical site infection in critically ill patients with secondary and tertiary peritonitis:epidemiology,MICsrobiology and influence in outcomes. BMC Infect Dis,2015,30,15: 304.

［6］ZILBERBERG M D,NATHANSON B H,DITCH K,et al. Carbapenem treatment and outcomes among patients with culture-positive complicated intra-abdominal infections in US hospitals:a retrospective cohort study. Open Forum Infect Dis, 2019,6(12):ofz504.

［7］XIONG Y M,RAO X. Clinical and MICsrobiological characteristics of patients with complicated intra-abdominal infections in intensive care unit. Curr Med Sci,2020,40(1): 104-109.

［8］SARTELLI M,CHICHOM-MEFIRE A,LABRICCIOSA F M,et al. The management of intra-abdominal infections from a global perspective:2017 WSES guidelines for management of intra-abdominal infections. World J Emerg Surg,2017,12(1):29.

［9］LI P K,SZETO C C,PIRAINO B,et al. ISPD peritonitis recommendations:2016 update on prevention and treatment. Perit Dial Int,2016,36(5):481-508.

［10］FACCIORUSSO A,ANTONINO M,ORSITTO E,et al. Primary and secondary prophylaxis of spontaneous bacterial peritonitis:current state of the art. Expert Rev Gastroenterol Hepatol,2019,13(8):751-759.

［11］DEVER J B,SHEIKH M Y. Review article:spontaneous bacterial peritonitis-bacteriology,diagnosis,treatment,risk factors and prevention. Aliment Pharmacol Ther,2015,41 (11):1116-1131.

［12］ANSALONI L,PISANO M,COCCOLINI F,et al. 2016 WSES

guidelines on acute calculous cholecystitis. World J Emerg Surg,2016,11:25.

[13] MISHRA S P,TIWARY S K,MISHRA M,et al. An introduction of tertiary peritonitis. J Emerg Trauma Shock, 2014,7(2):121-123.

[14] BARON T H,DIMAIO C J,WANG A Y,et al. American gastroenterological association clinical practice update: management of pancreatic necrosis. Gastroenterology,2020, 158(1):67-75.

# 第八节 皮肤及软组织感染

皮肤及软组织感染(skin and soft tissue infection, SSTI)是由致病菌侵犯表皮、真皮和皮下组织引起的炎症性疾病,包括一大类涉及皮肤、皮下脂肪、筋膜层及肌肉层的感染坏死性疾病。SSTI 常急性起病,是临床常见的感染性疾病之一,主要由革兰氏阳性菌引起,也可由革兰氏阴性菌、厌氧菌、病毒、分枝杆菌和真菌引起。近年来因外科移植手术增多、大量使用免疫抑制剂、肿瘤及艾滋病患者增加,SSTI 发病率呈上升趋势。本节仅介绍耐药革兰氏阳性菌所致 SSTI。

## 一、常见病原菌及其耐药性

国内外文献研究表明,引起 SSTI 的革兰氏阳性菌以葡萄球菌(主要为金黄色葡萄球菌、表皮葡萄球菌、溶血葡萄球菌)、链球菌(化脓性链球菌为主)及肠球菌(粪肠球菌为主,屎肠球菌次之)常见。一般医院获得性 SSTI(HA-SSTI)致病菌中 MRSA 比例较高;常见浅表局限性 SSTI,主要致病菌是金黄色葡萄球菌和化脓性链球菌;继发性 SSTI 涉及原发病种类复杂,革兰氏阳性致病菌主要为金黄色葡萄球菌、链球菌和肠球菌;在特殊来源感染或条件致病的情况下,病原菌常为条件性或少见的致病菌,甚至多种细菌的混合感染;导致坏死性软组织感染的革兰氏阳性致病菌常为化脓性链球菌。

SSTI 分离的金黄色葡萄球菌中,HA-MRSA 占40.1%~93.5%,CA-MRSA 的分离率一般在 10% 以下。MSSA 对头孢唑林、头孢呋辛、头孢曲松、左氧氟沙星的敏感率较高,为 90% 以上,对红霉素、克林霉素、庆大霉素、四环素的敏感率为 40%~80%。CHINET 皮肤软组织感染细菌耐药监测数据提示 4 103 株金黄色葡萄球菌中,MRSA 分离率为 31.3%,MRSA 对现有大多数 β- 内酰胺类药物(头孢洛林等抗 MRSA 头孢菌素除外)耐药,对万古霉素、去甲万古霉素、利奈唑胺、特地唑胺及达托霉素的敏感率为 100%,对利福平、庆大霉素的敏感率为 90% 以上。国内已上市的奈诺沙星具有抗 MRSA 的活性。CHINET 皮肤及软组织感染细菌耐药监测数据提示 569 株肠球菌对万古霉素耐药率为0.2%,438 株屎肠球菌对万古霉素耐药率为 0.7%,对头孢菌素类、氨基糖苷类(除外高浓度氨基糖苷类)、克林霉素、复方磺胺甲噁唑、部分氟喹诺酮类天然耐药;281株 β- 溶血链球菌对临床常用抗菌药物如青霉素、阿莫西林、头孢曲松、万古霉素、替考拉宁、利奈唑胺、特地唑胺、达托霉素的敏感率高,对红霉素、克林霉素和四环素的耐药率分别为 80%、71% 和 63.3%。

## 二、诊断及耐药菌感染的危险因素

1. 易感因素 包括宿主免疫状态、感染局部皮肤的防御情况及生活环境等(表 5-19)。

表 5-19 耐药菌 SSTI 的危险因素

| | 危险因素 |
| --- | --- |
| 宿主 | 鼻部 MRSA 携带、烧伤、地震等创伤严重者、艾滋病、糖尿病、肿瘤、中性粒细胞减少、肝硬化、酗酒、慢性肾病、化疗、高龄、男性、肥胖、与 1 年内有手术史患者有接触史者、免疫受损者 |
| 局部皮肤的防御情况 | 皮肤疾病或外伤所致的皮肤屏障功能受损 |
| 生活环境 | 居住环境温暖、潮湿及人口密集、卫生条件较差等 |

2. 病原学诊断 应力争在经验性使用抗菌药物前,采集 SSTI 相关标本送病原学检查。浅表细菌性 SSTI 轻症患者,给予经验性抗菌药物治疗大多能够控制病情,可以不作常规细菌培养鉴定。继发性 SSTI 的培养标本可取自溃疡或创面含血的脓性分泌物,直接做革兰氏染色或细菌培养,坏死性 SSTI 应先外科切开将原有脓液排尽,然后在脓腔侧壁新鲜组织部分取样。蜂窝织炎用穿刺针吸取 1ml 生理盐水注入后回抽或组织钻孔取样,但不易获取,培养阳性率较低。复杂性 SSTI 用组织活检、穿刺针抽吸、外科手术等方法取深层组织进行培养。取材标本应尽量避免皮肤正常菌群的污染。根据病情可同时取创面和血等标本,并做药敏试验。获得细菌培养阳性结果后应正确分析培养阳性结果及其意义,如分离菌株是污染、定植还是致病菌,分离菌株与皮肤感染发生发展是否存在必然联系,药敏试验提示的敏感抗菌药物能否足以渗透至感染灶部位发挥抗菌作用等。

SSTI 感染时区分定植还是感染非常重要。细菌进入机体能否引起感染取决于细菌的致病力和机体的防御能力。培养阳性并非一定是病原菌,需根据患者的临床表现、影像、生化、组织病理学结果及患者的病理生理特点综合分析。慢性创面如果创面干净,有新鲜肉芽,边缘易出血,周围组织正常,多倾向于定植,相反应考虑感染。深部组织和活检组织培养更具价值。判断困难时需结合患者病情变化、多次培养结果调整诊治策略。不同细菌感染导致的创面分泌物颜色、气味和量亦不同,如金黄色葡萄球菌感染为淡黄色黏稠分泌物,溶血链球菌感染为浅咖啡色稀薄分泌物,合并铜绿假单胞菌感染为绿色或蓝绿色有甜腥气味的黏稠分泌物,合并厌氧菌感染可以嗅到粪臭味。

3. 诊断的分类、分级　病史尤其是发病诱因和危险因素对 SSTI 致病菌的诊断与分析至关重要。体格检查除注意局部红、肿、热、痛等表现外,还应注意皮损性质、溃疡形成状况以及坏死程度,关注有无全身感染中毒症状,及早判断有无并发症,是否需要外科紧急处理等。

IDSA 2014 年发布的《皮肤及软组织感染的诊断与管理》实践指南将 SSTI 分为非化脓性和化脓性感染,前者包括坏死性感染、蜂窝织炎及丹毒,后者包括疖、痈及脓肿(表 5-20)。

表 5-20　SSTI 诊断分类

| 诊断分类 | 临床情况 |
| --- | --- |
| 化脓性感染 | |
| 轻度 | 符合切开引流指征 |
| 中度 | 化脓性感染伴全身感染症状 |

| 诊断分类 | 临床情况 |
| --- | --- |
| 重度 | 切开引流和口服抗菌药物联合治疗失败或具有全身感染症状（体温 >38℃、心率 >90 次 /min、呼吸频率 >24 次 /min、白细胞计数 >12 000/μl 或 <400/μl）或免疫缺陷 |
| 非化脓性感染 | |
| 轻度 | 典型的蜂窝织炎或丹毒（无化脓病灶） |
| 中度 | 典型的蜂窝织炎或丹毒（伴全身感染症状） |
| 重度 | 口服抗菌药物失败或伴全身感染症状（如上述化脓性感染症状），或为免疫缺陷，或伴深部感染临床症状（如大脓肿、皮肤腐烂、低血压或存在器官功能障碍的证据） |

2009 年，中国医师协会皮肤科医师分会发表的《皮肤及软组织感染诊断和治疗共识》将 SSTI 按病情严重程度分为 4 级（表 5-21）。

表 5-21 SSTI 病情诊断分级

| 诊断分级 | 临床情况 |
| --- | --- |
| 1 级 | 无发热，一般情况良好，但须除外蜂窝织炎 |
| 2 级 | 有发热，一般情况稍差，但无不稳定并发症 |
| 3 级 | 中毒症状重，或至少有 1 个并发症，或有残肢危险 |
| 4 级 | 危及生命 |

按 SSTI 复杂程度分为单纯性 SSTI 和复杂性 SSTI。复杂性 SSTI 是指需要住院治疗、手术或具有显著的基础病，治疗比较复杂。面积大于 75cm² 大脓肿及伤口

感染大部分都需要手术治疗。

## 三、鉴别诊断

目前尚无蜂窝织炎确诊的金标准,主要依靠临床表现评估。也有部分疾病与蜂窝织炎临床表现相似,有些也会引起白细胞及 CRP 升高,称为假性蜂窝织炎,需注意鉴别。

1. 淤积性皮炎　是最常见的假性蜂窝织炎。通常表现为双侧,如有单侧腿损伤史或解剖变异如静脉曲张可出现单侧淤积性皮炎。

2. 血肿　通常发生在有创伤或抗凝史的患者身上,可使用超声检查确诊。

3. 痛风　可表现为发热或白细胞减少,血清尿酸水平可能不高,如果关节部位出现疼痛、红肿时易被误诊为蜂窝组织炎。可考虑使用非甾体抗炎药或关节液抽吸鉴别。

## 四、治疗

1. 一般治疗　尽早、积极的手术清创是治疗 SSTI 的基础,治疗初期合理积极的抗菌方案调整非常重要,无论感染控制与否,可行的患者采用局部真空负压吸引有助于控制病情;对于复杂性 SSTI 患者,应充分治疗基础疾病或去除复杂因素;对于病情危重者酌情给予营养支持、机械通气等对症支持治疗。

2. SSTI 的经验性抗菌药物治疗　对于非化脓性感染,不推荐常规进行血培养、皮肤穿刺、活组织检查或拭子采集。不推荐取炎性表皮样囊肿的脓液进行革兰氏染色和培养。推荐取痈和脓肿的脓液进行革兰氏染色和培养。SSTI 经验性抗菌药物治疗因感染病种不同而异。

（1）非化脓坏死性感染（蜂窝织炎 / 丹毒）

轻度：口服青霉素 V 钾,第一、二代头孢菌素,双氯西林或克林霉素,阿莫西林 - 克拉维酸。

中度：青霉素、头孢唑林、头孢呋辛治疗。

重度：急诊探查术 / 清创术清除坏死组织,经验性使用万古霉素联合哌拉西林 - 他唑巴坦治疗。

（2）化脓性感染（疖 / 痈 / 脓肿）

轻度：局部涂抹莫匹罗星、杆菌肽软膏或瑞他莫林软膏（主要用于可能由金黄色葡萄球菌和化脓性链球菌所致感染）。

中度：切开引流,选用第一、二代头孢菌素、SMZ、喹诺酮类、多西环素等经验性治疗。

重度：切开引流,选用万古霉素、去甲万古霉素、利奈唑胺、特地唑胺、达托霉素经验性治疗。

对于中性粒细胞减少 SSTI 患者住院治疗抗菌药物可使用达托霉素或万古霉素联合抗假单胞菌青霉素如哌拉西林 - 他唑巴坦,或头孢菌素如头孢吡肟、碳青霉烯类（亚胺培南 - 西司他丁、美罗培南或多利培南）,治疗时间一般为 7~14 天。

对于存在细胞免疫缺陷的患者,如合并淋巴瘤、淋巴细胞白血病、器官移植受者,或接受免疫抑制药物治疗的患者,应尽早请会诊,早期进行活组织检查或外科清创术。应用万古霉素或达托霉素联合哌拉西林 - 他唑巴坦或亚胺培南或美罗培南经验性治疗。

针对手术部位感染,应拆除缝线并切开引流,联合应用全身抗菌疗法,有利于治疗伴显著全身炎症反应的 SSTI。若发生 MRSA 感染的危险因素较多,应用万古霉素、利奈唑胺、特地唑胺或达托霉素。

坏死性筋膜炎（包括坏疽）应尽早请外科会诊;由于可能是复数菌（需氧菌和厌氧菌）混合感染或单细菌

（A 组链球菌、CA-MRSA）感染，经验性使用万古霉素、特地唑胺、利奈唑胺或达托霉素联合哌拉西林 - 他唑巴坦或碳青霉烯或头孢曲松和甲硝唑。

3. 耐药革兰氏阳性菌 SSTI 的病原治疗

（1）MRSA 感染：CA-MRSA 菌株在体外对万古霉素、达托霉素、利奈唑胺和特地唑胺敏感，通常对 SMZ-TMP、四环素类、克林霉素也敏感。HA-MRSA 菌株常对克林霉素、四环素类和 SMZ-TMP 耐药。大多数 HA-MRSA 菌株对氟喹诺酮类耐药。CA-MRSA 除奈诺沙星外，可能对氟喹诺酮类有体外敏感性，但治疗期间可能发生耐药。MRSA 引起 SSTI 可选用的抗菌药物见表 5-22。

重度 MRSA 相关 SSTI 或复杂性 MRSA 相关 SSTI 可选择万古霉素、利奈唑胺、特地唑胺或达托霉素治疗；中度 MRSA 相关 SSTI 可使用 SMZ、米诺环素、多西环素、奈诺沙星或克林霉素；对于较轻的 CA-MRSA 皮肤软组织感染，单独切开引流可能有效；如无效，可口服 SMZ、米诺环素、多西环素、苹果酸奈诺沙星或克林霉素。一般根据患者的临床情况个体化治疗 1~2 周。

（2）耐药肠球菌感染：应根据流行病学资料及耐药特点来选择相应的治疗方案。如粪肠球菌已对氨苄西林耐药，应选用含 β- 内酰胺酶抑制剂复方制剂与氨基糖苷类联合用药；对高浓度氨基糖苷类（庆大霉素或链霉素）耐药的肠球菌感染，在体外药敏试验指导下用药，必要时可用糖肽类药物，重症院内获得 SSTI 最好选用万古霉素或去甲万古霉素。治疗 VRE 感染，可选利奈唑胺、特地唑胺、达托霉素或替加环素。

表 5-22 MRSA 引起的 SSTI 的抗菌疗法

| 抗菌药物 | 剂量（成人） | 剂量（儿童） | 备注 |
|---|---|---|---|
| 万古霉素 | 30mg/（kg·d），分 2 次 i.v. | 40mg/（kg·d），分 4 次 i.v. | 根据血药浓度及肾功能调整剂量 |
| 去甲万古霉素 | 1 600mg 分 2 次 i.v. | 16~24mg/kg（1.6 万~2.4 万 U/kg），分 2 次 i.v. | |
| 利奈唑胺 | 600mg q.12h. i.v. 或 p.o. | 10mg/kg q.8h. i.v. 或 p.o.（年龄 <12 岁） | 注意监测血常规 |
| 达托霉素 | 4mg/kg q.24h. i.v. | N/A | |
| 特地唑胺 | 200mg q.24h. i.v. | N/A | |
| 克林霉素 | 600mg q.8h. i.v. 或 300~450mg q.i.d. p.o. | 25~40mg/（kg·d），分 3 次 i.v. 或 30~40mg/（kg·d），分 3 次 p.o. | 诱导 MRSA 耐药；主要用于儿童（新生儿禁用） |

续表

| 抗菌药物 | 剂量（成人） | 剂量（儿童） | 备注 |
|---|---|---|---|
| 多西环素、米诺环素 | 100mg b.i.d. p.o. | 年龄 <8 岁不推荐 | 目前临床经验有限 |
| SMZ | 2 片 b.i.d. p.o. | 8~12mg/kg 分 4 次 i.v. 或 2 次 p.o. | 有效数据有限 |
| 替加环素 | 首剂 100mg，以后 50mg q.12h. | 年龄 <18 岁不推荐 | 治疗重度感染可能增加死亡风险 |
| 奈诺沙星 | 500mg q.d.p.o. | N/A | 目前临床经验有限（超说明书用药） |

注：N/A，不适用。

4. 疗程　没有明确的生物标志物可以用于准确监测 SSTI 的治疗。建议非复杂性蜂窝织炎病例的疗程为 5~10 天,严重或广泛性感染病例的疗程为 14~21 天。MRSA 感染者,门诊的蜂窝织炎患者治疗 5~10 天,复杂性 SSTI 住院患者治疗 7~14 天(根据其临床应答情况调整)。

## 五、预防

1. 提高机体免疫力　SSTI 发生与否与机体免疫功能密切相关。人类免疫缺陷病毒(HIV)感染者及糖尿病皮肤受损后易引起 SSTI,且感染后较难愈合,此类患者应积极预防肢体外伤,可酌情使用免疫增强剂、适当加强锻炼,提高皮肤对外界的适应能力。

2. 维持皮肤屏障功能正常,避免交叉感染　养成良好的卫生习惯,勤洗澡,保持皮肤完整清洁;及时治疗皮肤病与甲病;避免皮肤外伤。皮肤感染者应单独使用毛巾、浴巾,并使用氯己定或六氯酚溶液清洗消毒,避免交叉感染。

(曲俊彦　吕晓菊)

▶ **参考文献**

[1] RAY G T,SUAYA J A,BAXTER R. MICsrobiology of skin and soft tissue infections in the age of community-acquired methicillin-resistant Staphylococcus aureus. Diagn MICsrobiol Infect Dis,2013,76(1):24-30.

[2] ZHAO C,LIU Y,ZHAO M,et al. Characterization of community acquired Staphylococcus aureus associated with skin and soft tissue infection in Beijing:high prevalence of PVL+ST398.

PLoS One,2012,7(6):e38577.

[ 3 ] DRYDEN S. Complicated skin and soft tissue infection. J AntiMICsrob Chemother,2010,65(3):35-44.

[ 4 ] 中国医师协会皮肤科分会. 皮肤及软组织感染诊断和治疗共识. 临床皮肤科杂志,2009,38(12):810-812.

[ 5 ] STEVENS D L,BISNO A L,CHAMBERS H F,et al. Practice guidelines for the diagnosis and management of skin and soft tissue infections:2014 update by the infectious diseases society of America. Clin Infect Dis,2014,59(2):147-159.

[ 6 ] MODY L,KREIN S L,SAINT S,et al. A targeted infection prevention intervention in nursing home residents with indwelling devices:a randomized clinical trial. JAMAIntern Med,2015,175(5):714-723.

[ 7 ] CHOU Y H,LEE M S,LIN R Y,et al. Risk factors for methicillin-resistant Staphylococcus aureus skin and soft-tissue infections in outpatients in Taiwan. Epidemiol Infcct,2015,143(4):749-753.

[ 8 ] RAFF A B,KROSHINSKY D. Cellulitis:a review. JAMA,2016,316(3):325-337.

# 第九节　烧伤创面感染

烧伤后由于皮肤屏障功能破坏,环境中各种病原菌及条件致病菌定植于烧伤创面,皮肤坏死组织为其提供充足的营养,加之烧伤后机体免疫功能下降,使得条件致病菌和病原菌迅速生长繁殖,甚至入血引起血源性感染及其他器官的播散,危及生命。近年来,由于大量广谱抗菌药物的不合理使用,革兰氏阴性菌(特别是耐药菌株)正逐渐成为烧伤创面感染的优势菌株,但是革兰氏阳性菌在部分地区仍然占主导地位,而且耐药的革兰氏阳性菌（如 MRSA）仍十分常见，其导致的严重感染依然是烧伤救治的一大挑战，如不能早期识别并进行针对性治疗，无疑会延长患者的住院时间，增加死亡率，带来沉重的医疗负担。本章主要介绍革兰氏阳性菌所致烧伤创面感染的临床特点及治疗策略。

## 一、常见病原菌及其耐药性

导致烧伤创面感染的革兰氏阳性菌以葡萄球菌、肠球菌常见，但不同国家、地区、医院的报道存在一定的差异。美国布鲁克陆军医疗中心烧伤 ICU 报道的 460 例烧伤创面感染的 3 507 株病原菌中，阳性菌排序依次为金黄色葡萄球菌、凝固酶阴性葡萄球菌、肠球菌、链球菌等，其中金黄色葡萄球菌居首位（13.4%）。国内一项回顾性研究显示：114 例大面积烧伤患者［烧伤面积超过 70% 体表总面积（TBSA）］的创面培养结果，发现金黄色葡萄球菌最为常见（3 615 株病原菌中占比 38.2%），其他阳性菌包括草绿色链球菌（11.4%）、凝固酶阴性葡萄球菌（9.2%）、肠球菌（0.2%）。沙特阿拉伯最大的烧伤中心数据也显示金黄色葡萄球菌在烧伤创面中占绝对优势，分离菌株数占比 36.4%，而凝固酶阴性葡萄球菌仅占比 3.0%。不过近年来亦有文献显示，印度、菲律宾等地的烧伤病房中，金黄色葡萄球菌在创面细菌中占比仅为 2%~6%，远低于其他革兰氏阴性菌。导致这种差异的原因可能是患者群体异质性（如烧伤严重程度不同、基础病情不一）、地区气候差异、抗菌药物使用习惯不同等。

金黄色葡萄球菌作为最常见的革兰氏阳性致病菌，耐药形势十分严峻，50%~80% 对甲氧西林耐药，而且全球多个地区已出现万古霉素耐药菌株，此外，肠球菌也屡有万古霉素耐药的相关报道。但是,烧伤创面感染中分离的革兰氏阳性菌(包括 MRSA)对万古霉素、替考拉宁、利奈唑胺等抗菌药物仍保持较高的敏感性。2014 年我国昆山特大爆燃事故中共有 185 名特大面积烧伤患者收入上海、南京、无锡、苏州等 20 家医院。笔者统计了这批患者伤后 60 天内感染创面分离的菌株,结果显示金黄色葡萄球菌占 12.3%,位居鲍曼不动杆菌、肺炎克雷伯菌及铜绿假单胞菌之后,金黄色葡萄球菌均为 MRSA,但对万古霉素及利奈唑胺敏感率均为 100%。

考虑到不同地区烧伤创面致病菌及其耐药情况存在差异,临床医师有必要定期监测本单位病房内的流行菌株及耐药谱,以本单位或本地区的结果来指导烧伤创面的经验性抗感染治疗。

## 二、诊断及耐药菌感染的危险因素

### (一)临床诊断

烧伤感染尤其是严重烧伤感染的诊断十分复杂。由于烧伤后创面毒素的吸收、全身炎症反应、创面局部感染症状的不典型、感染源的多样性(如各种导管感染、肺部感染、泌尿系感染、胆囊炎、细菌性心内膜炎等)及感染病原菌的多样性等交错重叠,使烧伤感染的诊断异常困难。对烧伤创面感染的诊断需依靠对创面局部情况的连续观察对比,综合常规生命体征监测和相关检测指标进行综合判断。

创面情况的连续观察与对比十分重要,需时刻关注创面基底的生机与活力是否改变,新生肉芽组织是否水肿、晦暗,创面分泌物是否突然增多、性状如何以及是否合并有异味等。革兰氏阳性菌感染尤其是金黄色葡萄球菌感染时,创面常表现为较黏稠的黄白色脓性分泌物增多,甚至形成密集的小脓疱,移植的皮片甚至是已经爬行增生的表皮逐渐大片"蚕蚀",皮片不生长甚至逐渐缩小。创面与正常皮肤交界处形成条带状的鲜红色炎性水肿带。创面的动态观察与对比对感染的诊断更为可靠。

对于创面侵袭性的感染,需结合全身情况及相关检查结果综合判断。患者可表现为精神异常、呼吸浅快、腹胀、消化道出血等,其他化验检查如白细胞总数、中性粒细胞比例升高,高血糖、高血钠,血小板计数下降,PCT 持续升高等,均有助于全身感染的诊断。严重烧伤患者由于创面裸露面积大,每次换药后疼痛、创面毒素吸收等,心率及呼吸快、发热、白细胞计数高等均属于"正常"现象,创面侵袭性感染的诊断面临极大困难。然而,当出现以下异常现象的"四联症"时应高度怀疑创面侵袭性感染甚至脓毒血症(表 5-23)。

表 5-23 怀疑创面侵袭性感染甚至脓毒血症的"四联症"

| 异常征象 | 具体表现 |
| --- | --- |
| 异常高热 | 创面换药后发热,但创面不换药时也发热,或者换药后体温下降,随后又出现高热,且常规降温措施效果差 |
| 呼吸异常 | 不发热及无明显疼痛时呼吸浅快(≥30 次 /min),伴有呼吸窘迫 |
| 精神异常 | 难以安抚或突然出现的烦躁甚至谵妄 |
| 腹胀异常 | 严重烧伤后早期常伴腹胀,肠鸣音弱。肠鸣音恢复后,再次出现腹胀,甚至肠鸣音消失 |

由于危重烧伤患者病情复杂,目前对于烧伤脓毒症的诊断并无统一公认的标准,根据 2018 年发布的《国际烧伤协会烧伤处理实践指南》,供参考的成人脓

毒症的诊断标准包括：

（1）体温 >39.0℃或 <36.5℃。

（2）心动过速并持续进展（心率 >110/min）。

（3）呼吸频率 >25/min（未行机械通气）或分钟通气量 >12L/min（行机械通气）。

（4）血小板计数 <100×10^9/L（此项重度烧伤后 3 天内不适用）。

（5）无糖尿病史时出现高血糖（未处理时血糖 >11.1mmol/L，或静脉输注胰岛素 >7IU/h，或出现明显胰岛素抵抗，即 24 小时内胰岛素需求量增加 >25%）。

（6）无法耐受肠内营养超过 24 小时（腹胀，或难以控制的急性腹泻 >2 500ml/d）。

以上 6 项出现至少 3 项并结合以下中的任一条即可确诊：

（1）微生物培养阳性。

（2）感染来源明确。

（3）抗菌药物治疗有效。

**（二）病原学诊断**

烧伤创面感染尤其应重视创面分泌物及组织的病原学检测。创面表面拭子是目前最简便和无创的方法，标本采集时应避免选用脓性分泌物，应去除明显分泌物后，选取创面较深部位的渗出物甚至组织。随着病程发展，烧伤患者创面的优势菌群也可能发生变化，所以应多频次、多部位取样。

确诊创面侵袭性感染的"金标准"是组织活检样本定量培养（即 >10^5 个细菌 /g 组织）和组织学检查验证微生物是否侵袭到有活力的未烧伤组织特别是焦痂邻近的正常皮肤组织。获得细菌培养阳性结果后应正确分析其临床意义，包括分离菌株是污染菌、定植菌还是致病菌；分离菌株与创面感染的发生发展是否存在必然联系等。

近年来,二代测序(NGS)、肽核酸-荧光原位杂交技术(PNA-FISH)、质谱技术等新型病原菌检测技术逐步兴起,在快速鉴定致病菌方面体现出强大的优势,能够显著缩短检出时间,提高检测准确性。但是受制于价格昂贵、技术要求高、质控有待完善等因素,上述检测手段目前在烧伤领域并未得到广泛应用,难以取代常规的检测技术。不过,如果遇到需要短时确定病原菌的复杂创面感染,这些方法可作为辅助诊断的有力工具。

### (三)易感因素

烧伤创面深且面积大,大面积烧伤患者创面裸露时间长(甚至达2~3个月),长时间应用广谱抗菌药物等均是创面阳性菌感染的危险因素。以下因素亦加重了创面感染的风险:①合并有基础疾病,如糖尿病、恶性肿瘤、获得性免疫缺陷综合征(AIDS)、肝硬化、慢性肾脏病、结缔组织病等;②合并有其他损伤,如烧冲复合伤、烧放复合伤、吸入性损伤等;③侵入性的检查及治疗,如气管切开、气管插管、动静脉置管、导尿管、胃管等;④长期使用化疗药、免疫抑制剂或广谱抗菌药物的患者;⑤特殊人群,如老人、小儿、孕妇、肥胖患者等。

## 三、治疗

烧伤创面感染的治疗应是系统性、综合性的治疗,主要措施包括:早期及时去除坏死组织并尽快有效地封闭创面,后期残余创面进行淋浴、浸浴;局部及全身使用抗菌药物;加强营养支持、提高机体免疫力等。

### (一)早期手术治疗

尽早去除坏死组织(如切痂、削痂)及修复创面是防治烧伤创面感染的根本。对于特大面积深度烧伤,即使一次不能去除全部坏死组织,也应分次、分部位去除大部分坏死组织。对于已经出现创面严重感染或脓毒血症的患者,应争分夺秒地切除感染灶,有效覆盖创面。

### （二）局部外用抗菌剂和抗菌敷料

以磺胺嘧啶银为代表的银制剂仍是目前烧伤创面局部抗菌剂的基本选择。目前银离子敷料(如纳米银敷料)可作为预防使用或创面轻度感染时使用。莫匹罗星对革兰氏阳性球菌,特别是对 MRSA 有很高的抗菌活性,可作为 MRSA 的首选局部外用药物。复合溶菌酶对葡萄球菌,尤其是 MRSA 的敏感性较高,也可作为烧伤创面的外用抑菌剂。利福平对革兰氏阳性菌也具有较高的敏感性,但局部应用后极易产生耐药性。临床上对于顽固性的创面 MRSA 感染,常常采用利福平、莫匹罗星、复合溶菌酶等轮流交替使用,以减少耐药性。大面积烧伤患者后期残余创面 MRSA 感染常常反复发生,且难以控制。反复多次淋浴,可减少细菌数量,仔细清除创面表面的坏死组织、利用翻身等方法防止创面受压、以异体皮等生物活性敷料覆盖创面是控制感染的主要手段,而外用抗菌剂可作为辅助手段。

### （三）全身性抗菌药物的使用

创面局部处理始终是烧伤感染防治的关键,单纯创面局部感染,可不需要全身应用抗菌药物,当高度怀疑创面侵袭性感染甚至脓毒症时,应果断静脉输注有效的抗菌药物,并且根据药敏结果,针对性地调整抗菌药物治疗。目前文献表明,烧伤创面感染的革兰氏阳性菌以 MRSA 等耐药菌株常见,但是对万古霉素、利奈唑胺、替加环素、达托霉素等药物均具有较高的敏感性,耐万古霉素金黄色葡萄球菌及肠球菌在国内比较少见,因此,万古霉素这一经典药物,仍可作为耐药革兰氏阳性菌感染治疗的一线选择。由于危重烧伤病情的特殊性，抗菌药物的选择及应用还需注意以下几点。①广覆盖、降阶梯：致病菌未确定时，考虑创面感染的复杂性，可能存在多重/混合感染，可经验性进行广谱覆盖（需同时覆盖革兰氏阳性菌和阴性菌），待培养结果回报后及时调整针对性用药；②保证用量及疗程：对于大面积烧伤患者，因病情危重，一旦发生脓毒性休克常危及生命，因此需足量、足疗程应用抗菌药物；③监测药物浓度：烧伤患者高代谢、高动力状态可能会加快常见抗菌药物的肾脏清除，导致血药浓度无法满足治疗需求，因此必要时应进行药物浓度监测，调整抗菌药物剂量，优化 PK/PD 指数；④及时用、及时停：大面积烧伤后治疗周期长，如临床症状好转，特别是明确感染源祛除后，应降低抗菌药物强度甚至停用；⑤避免损伤器官功能：大面积烧伤后多伴有肾、肝等器官功能不全，尽量选用对脏器功能毒性低的药物。

（肖仕初）

## ▶ 参考文献

［1］FU Y，XIE B，BEN D，et al. Pathogenic alteration in severe burn wounds. Burns，2012，38（1）：90-94.

［2］MIR M A，KHURRAM M F，KHAN A H. What should be the antibiotic prescription protocol for burn patients admitted in the department of burns，plastic and reconstructive surgery. Int Wound J，2017，14（1）：194-197.

［3］ROSE T，VERBEKEN G，VOS D D，et al. Experimental phage therapy of burn wound infection：difficult first steps. Int J Burn Trauma，2014，4（2）：66-73.

[ 4 ] NORBURY W,HERNDON D N,TANKSLEY J,et al. Infection in Burns. Surgical Infections,2016,17(2):250-255.

[ 5 ] MATER M,YAMANI A,ALJUFFRI A,et al. Epidemiology of burn-related infections in the largest burn unit in Saudi Arabia. Saudi medical journal,2020,41(7):726-732.

[ 6 ] ABESAMIS G M M,CRUZ J J V. Bacteriologic profile of burn wounds at a tertiary government hospital in the philippines—UP-PGH ATR Burn Center. Journal of burn care & research, 2019,40(5):658-668.

[ 7 ] GUPTA M,NAIK A K,SINGH S K. Bacteriological profile and antimicrobial resistance patterns of burn wound infections in a tertiary care hospital. Heliyon,2019,5(12):e2956.

[ 8 ] KHAN T M,KOK Y L,BUKHSH A,et al. Incidence of methicillin resistant Staphylococcus aureus(MRSA)in burn intensive care unit:a systematic review. Germs(Bucureşti), 2018,8(3):113-125.

[ 9 ] WEAVER A J,BRANDENBURG K S,SANJAR F,et al. Clinical utility of PNA-FISH for burn wound diagnostics: a noninvasive,culture-independent technique for rapid identification of pathogenic organisms in burn wounds. Journal of Burn Care & Research,2019,40(4):464-470.

[ 10 ] ALLORTO N,ATIEH B,BOLGIANI A,et al. ISBI practice guidelines for burn care,Part 2. Burns,2018,44(7):1617-1706.

[ 11 ] LACHIEWICZ A M,HAUCK C G,WEBER D J,et al. Bacterial Infections After burn injuries:impact of multidrug resistance. Clinical Infectious Diseases,2017,65(12):2130-2136.

[ 12 ] COTA J M,FAKHRIRAVARI A,ROWAN M P,et al. Intravenous antibiotic and antifungal agent pharmacokinetic-pharmacodynamic

dosing in adults with severe burn injury. Clinical Therapeutics, 2016,38(9):2016-2031.

[13] GREENHALGH D G. Sepsis in the burn patient:a different problem than sepsis in the general population. Burns & Trauma,2017,5(3):148-157.

# 第十节 化脓性关节炎及骨髓炎

骨关节感染主要包括化脓性关节炎和骨髓炎。骨关节感染细菌入侵途径包括血行播散、皮肤软组织感染蔓延以及直接接种(手术、穿刺、创伤)。化脓性关节炎在正常关节发病率为每年每 10 万人 2~10 例,风湿性关节炎患者可达每年每 10 万人 28~70 例。关节镜手术和关节镜关节重建术患者的化脓性关节炎发病率分别为 0.04%~0.4% 和 0.14%~1.7%。关节腔穿刺和注射糖皮质激素后化脓性关节炎的发病率小于0.04%。

## 一、常见病原菌及其耐药性

美国 2 302 例化脓性关节炎的病原菌主要有金黄色葡萄球菌(46%)、凝固酶阴性葡萄球菌(4%)、化脓性链球菌(8%)、肺炎链球菌(7%)、无乳链球菌(3%)、大肠埃希菌(4%)、淋病奈瑟菌(3%)、流感嗜血杆菌(5%)、铜绿假单胞菌(2%)等。我国 2008 年 89 家三甲医院 523 株关节腔液分离菌主要为金黄色葡萄球菌(11.5%)、凝固酶阴性葡萄球菌(24.3%)、粪肠球菌(7.3%)、屎肠球菌(2.1%)、链球菌属(3.6%)、肠杆菌科(33.8%)、铜绿假单胞菌(6.3%)、鲍曼不动杆菌(5.7%)。我国 2012 年从 557 家三级医院骨及关节标本中共分离出 2 636 株细菌,排在前 5 位的分别是肺炎克雷伯菌(370株,14.0%)、大肠埃希菌(348株,13.2%)、鲍曼不动杆菌(319株,12.1%)、金黄色葡萄球菌(252株,9.6%)和铜绿假单胞菌(167株,6.3%)。

美国5项报道共1 130例人工关节感染的病原菌包括金黄色葡萄球菌(21%~43%)、凝固酶阴性葡萄球菌(17%~39%)、链球菌属(7%~12%)、革兰氏阴性菌(5%~10%)、肠球菌属(1%~8%)和厌氧菌(2%~6%)。

骨髓炎的病原菌包括金黄色葡萄球菌、凝固酶阴性葡萄球菌、肠球菌属、链球菌属、铜绿假单胞菌、肠杆菌科细菌、布氏菌属、厌氧菌(拟杆菌属、消化链球菌)、结核分枝杆菌、鸟分枝杆菌、念珠菌、隐球菌、曲霉。血行播散所致者常为单一细菌感染,而皮肤软组织感染蔓延所致感染以混合感染多见。其中脊柱感染患者常见金黄色葡萄球菌、凝固酶阴性葡萄球菌、结核分枝杆菌、布氏菌属,如为免疫缺陷者、静脉注射毒品者和手术患者则念珠菌属和革兰氏阴性杆菌多见。

我国骨关节感染分离细菌的耐药性数据缺乏,以各部位标本临床分离菌的汇总数据来推测其药物敏感性。根据2020年CHINET中国耐药监测资料,金黄色葡萄球菌中MRSA的平均检出率为31%,表皮葡萄球菌中MRSE的检出率为81.7%,其他凝固酶阴性葡萄球菌中MRCNS的检出率为77.5%。MRSA对复方磺胺甲噁唑、利福平、克林霉素的耐药率分别为6.4%、8.2%和58.6%。MRSE对复方磺胺甲噁唑、利福平、克林霉素的耐药率分别为56.1%、9.2%和32%。MRCNS对复方磺胺甲噁唑、利福平、克林霉素的耐药率分别为40.4%、9.6%和43.3%。葡萄球菌属中均未检出万古霉素、替考拉宁、利奈唑胺耐药菌株。粪肠球菌对氨苄西林、万古霉素、替考拉宁、利奈唑胺、左氧氟沙星和磷霉素的耐药率分别为 3.8%、0.1%、0.2%、3.3%、28.1% 和 3.6%;屎肠球菌对氨苄西林、万古霉素、替考拉宁、利奈唑胺和左氧氟沙星的耐药率分别为 90.6%、1.1%、1.3%、0.6%、87.3% 和 25.6%。

## 二、诊断及耐药菌感染的危险因素

化脓性关节炎多累及膝关节,也可见于髋关节、肩关节、肘关节、踝关节、胸锁关节和肋软骨关节等,多为单个关节累及,临床表现为发热以及受累关节的红、肿、热、痛、积液。成人骨髓炎症状常比较隐匿,发热、畏寒、寒战和局部红、肿、热、痛并非常见,可有局部疼痛、窦道形成、流脓等。实验室检查可见血常规白细胞、CRP 和血沉升高,这些指标亦是评估疗效的重要指标。关节腔液白细胞计数 >50 × 10$^9$/L 提示为化脓性关节炎。CT、MRI 和同位素骨扫描诊断骨髓炎、关节炎的敏感性均优于普通 X 线检查。

应在抗菌治疗前进行下列病原学检查:①怀疑化脓性关节炎患者,抽取关节腔液或人工关节周围组织行革兰氏染色涂片和细菌培养,人工关节感染应采取 3 个以上标本,拭子采样的敏感性低,不应采用,超声降解植入物上的生物膜后进行培养可提高检出率,宏基因组二代测序(mNGS)、X-pert 等分子生物学方法亦可提高检出率;②怀疑骨髓炎患者,骨髓穿刺活检;③血培养。

化脓性关节炎和骨髓炎的诊断应综合临床表现、影像学、血白细胞、CRP、血沉和病原学检查结果。

骨关节感染患者病原菌为 MRSA 的危险因素包括老年人、近期骨或关节手术、关节穿刺或注射以及 MRSA 寄殖或近期感染患者。

## 三、治疗

### （一）治疗原则

1. 及时进行病原学检查，力争目标治疗。

2. 选择骨组织浓度高的药物 克林霉素、磷霉素、利奈唑胺、喹诺酮类和利福平在骨组织浓度较高。达托霉素在骨组织亦可达较高浓度，并对静止期细菌具有杀灭作用，在慢性骨髓炎和植入物感染中具有独特价值。

3. 抗菌治疗同时引流、清创和去除植入物 人工关节感染根据病程等因素可采取清创但保留人工关节、一步置换（清创同时更换人工关节）和两步置换（先清创、去除人工关节，抗感染治疗 2~3 周后植入新人工关节）。

4. 化脓性关节炎疗程 2~4 周，其中 MRSA 感染应为 4 周。脊柱感染疗程 6 周。人工关节感染无论是否保留植入物或更换植入物，均应长时间抗菌治疗，其中髋关节感染应为 3 个月，膝关节感染应为 6 个月。

### （二）经验性治疗

怀疑 MRSA 感染的化脓性关节炎和骨髓炎经验性治疗，推荐万古霉素联合头孢他啶、环丙沙星或左氧氟沙星。如考虑 MSSA 感染，应选用头孢唑林、耐酶青霉素联合头孢他啶、环丙沙星或左氧氟沙星。

如为人工关节继发感染，应在明确病原菌后进行目标治疗；首个治疗方案有效可以减少组织和功能损伤。脊柱感染患者如血流动力学稳定、神经系统检查正常，亦不予以经验性治疗，直至明确病原菌后进行目标治疗。

### （三）病原治疗

MRS 感染首选万古霉素，备选药物为利奈唑胺、达托霉素。磷霉素、利福平可与万古霉素、利奈唑胺或达托霉素联合使用。慢性感染或人工关节感染等需长期治疗的患者可在静脉给药治疗后，根据药敏结果选择SMZ-TMP、克林霉素、利福平、喹诺酮类以及多西环素或米诺环素之中的两种药物联合治疗。

肠球菌属青霉素敏感株选用青霉素、氨苄西林或氨苄西林 - 舒巴坦联合庆大霉素；青霉素耐药株或过敏患者选用万古霉素联合庆大霉素，但应警惕肾功能损害；万古霉素耐药菌株或万古霉素过敏患者选用利奈唑胺、达托霉素。

（杨　帆）

## ▶ 参考文献

［1］ GILBERT D N，CHAMBER H F，ELIOPOULOS G M，et al. The Sanford guide to antiMICsrobial therapy. 50th ed. Sperryville：AntiMICsrobial Therapy Incorporated，2019，6-7.

［2］ MANDELL G L，BENNETT J E，DOLIN R. Mandell，Douglas，and Bennett's principles and practice of infectious diseases. 9th ed. Philadephia：Churchill Livingstone，2020，1400-1443.

［3］ LIU C，BAYER A，COSGROVE S E，et al. Clinical practice guidelines by the infectious diseases society of America for the treatment of methicillin-resistant staphylococcus aureus infections in adults and children. Clin Infect Dis，2011，52（3）：1-38.

［4］ 胡巧娟，胡志东，李金，等 . Mohnarin 2008 年度报告：关节感染病原菌分布及耐药监测 . 中国抗生素杂志，2010，35（8）：S6-S8.

［5］ 胡付品，郭燕，吴湜，等 . 2020 年 CHINET 中国细菌耐药性

监测 . http://www.chinets.com/Document.

[ 6 ] BERBARI E F, KANJ S S, KOWALSKI T J, et al. 2015 infectious diseases society of America(IDSA)clinical practice guidelines for the diagnosis and treatment of native vertebralosteomyelitis in adults. Clin Infect Dis, 2015, 61(6): 26-46.

[ 7 ] OSMON D R, BERBARI E F, BERENDT A R. Diagnosis and management of prosthetic joint infection: clinical practice guidelines by the infectious diseases society of America. Clin Infect Dis, 2013, 56(1): e1-e25.

[ 8 ] BROWN N M, BROWN E M, Guideline Development Group. treatment of methicillin-resistant Staphylococcus aureus (MRSA): updated guidelines from the UK. J AntiMICsrob Chemother, 2021, 76(6).

[ 9 ] SEATON R A, MALIZOS K N, VIALE P, et al. Daptomycin use in patients with osteomyelitis: a preliminary report from the EU-CORESM database. J AntiMICsrob Chemother, 2013, 68(7): 1642-1649.

# 第十一节 细菌性脑膜炎

## 一、概述

社区获得性细菌性脑膜炎的主要病原菌为肺炎链球菌、流感嗜血杆菌、脑膜炎奈瑟球菌、无乳链球菌、产单核李斯特菌和大肠埃希菌等。全球疾病负担研究提示2016年全世界因细菌性脑膜炎死亡人数为31 800（4.5例/10万人）。美国1978—1981年调查显示年发病率为3例/10万人,广泛接种b型流感嗜血杆菌和7价肺炎链球菌结合疫苗后,2006—2007年发病率降至 1.38 例 /10 万人。其中肺炎链球菌脑膜炎发病率由 1998—1999 年的 1.09 例 /10 万人降至使用 7 价肺炎链球菌结合疫苗后的 0.81 例 /10 万人。国内尚缺乏大规模发病率资料。

医院获得性脑膜炎多发生于神经外科手术、脊柱手术、头部外伤和脑脊液鼻漏患者,主要病原菌为葡萄球菌属、肠球菌属、肠杆菌科细菌以及鲍曼不动杆菌、铜绿假单胞菌等非发酵菌。美国医院感染监测资料显示医院获得性脑膜炎发生率颅脑手术后为 0.56%,脊柱融合手术后为 0.7%,脑室引流手术后为 3.85%。但亦有报道脑室引流手术后感染率可达 4%~17%。我国神经外科手术后医院获得性脑膜炎发生率为 1.4%~3.9%。

本节定义的耐药革兰氏阳性菌,主要包括 PRSP、MRSA、MRCNS 和肠球菌属。

## 二、常见病原菌及其耐药性

1. 肺炎链球菌　肺炎链球菌脑膜炎主要见于社区获得性脑膜炎与脑脊液鼻漏患者。美国应用 b 型流感嗜血杆菌和 7 价肺炎链球菌结合疫苗后,肺炎链球菌占社区获得性脑膜炎病原菌的比例由 1978—1981 年的 13% 上升至 2003—2007 年的 58%。

2008 年,CLSI 调整了肺炎链球菌对 β- 内酰胺类抗菌药物药敏判断标准,对中枢神经系统和非中枢神经系统标本设定了不同的折点(breakpoint)。美国脑脊液分离肺炎链球菌对青霉素的敏感率为 65%,耐药率为 35%;对头孢曲松敏感率为 88%,耐药率为 5%。国内缺乏脑脊液分离肺炎链球菌耐药性资料。

2. 葡萄球菌属　金黄色葡萄球菌脑膜炎常发生于神经外科手术(尤其脑室外引流术后)、颅脑外伤、脊柱手术后,亦可源自静脉注射毒品、血液透析、感染性心内膜炎、骨髓炎和肺炎等所致的血行播散。表皮葡萄球菌等凝固酶阴性葡萄球菌则是脑室外引流术后脑膜炎的首位病原菌。美国脑脊液引流术后感染病原菌中凝固酶阴性葡萄球菌占 47%~64%,金黄色葡萄球菌占 12%~29%。北京天坛医院神经外科 2006—2010 年脑脊液分离细菌中,凝固酶阴性葡萄球菌占 75%,金黄色葡萄球菌占 8.4%。CHINET 中国耐药监测 2005—2014 年 10 年间脑脊液分离菌中凝固酶阴性葡萄球菌一直居首位,平均占 44.1%,而金黄色葡萄球菌平均占 4.9%。

CHINET 中国耐药监测 2005—2014 年 10 年间脑脊液分离菌中,金黄色葡萄球菌对青霉素均耐药,67.6% 为 MRSA;其中 MRSA 对复方磺胺甲噁唑、磷霉素和利福平的敏感率分别为 77.%、58.2% 和 30.8%。凝固酶阴性葡萄球菌中 69.7% 为 MRCNS;其中 MRCNS 对磷霉素、复方磺胺甲噁唑和利福平的敏感率分别为 36.4%、70.0% 和 82.3%。所有葡萄球菌均对万古霉素、利奈唑胺敏感,凝固酶阴性葡萄球菌中 0.3% 对替考拉宁耐药。

3. 肠球菌属 北京天坛医院神经外科 2006—2010 年脑脊液分离菌中,粪肠球菌占 4.5%,屎肠球菌占 5.2%。CHINET 中国耐药监测 2005—2014 年 10 年间脑脊液分离菌中,粪肠球菌占 4.1%,屎肠球菌占 3.0%。

CHINET 中国耐药监测 2005—2014 年 10 年间脑脊液分离菌中,粪肠球菌对氨苄西林、磷霉素和利福平的敏感率分别为 86.7%、85.4% 和 27.6%,未发现万古霉素和利奈唑胺耐药菌株;屎肠球菌对氨苄西林、磷霉素和利福平的敏感率分别为 7.0%、71.9% 和 3.3%,对万古霉素敏感率为 95.9%,未发现利奈唑胺耐药株。

## 三、诊断及耐药菌感染的危险因素

细菌性脑膜炎的临床诊断依据临床症状（发热、头痛、恶心、呕吐、意识改变）、脑膜刺激征和脑脊液检查（白细胞计数升高、葡萄糖降低、蛋白升高、乳酸增高和颅内压增高）。神经外科手术后中枢感染的诊断应注意以下问题：①手术去骨板患者发生中枢感染，可能由于脑膜膨出延缓头痛、恶心、呕吐和脑膜刺激征的出现，造成诊断延误；②神经外科手术患者可能因为血液进入脑脊液、炎症反应等非感染因素导致发热（多为低热）、脑脊液白细胞和蛋白增高等异常，但持续观察时脑脊液白细胞、蛋白进行性升高和葡萄糖进行性降低则提示细菌感染；③腰椎穿刺所获脑脊液的葡萄糖和蛋白浓度可能不能反映脑室引流患者的中枢感染。

脑脊液离心后革兰氏染色涂片是一种迅捷、临床价值极高的病原学诊断措施。社区获得性脑膜炎患者脑脊液如见革兰氏阳性双球菌，可初步明确为肺炎链球菌脑膜炎。神经外科手术后中枢感染如见革兰氏阳性球菌可缩窄经验性治疗范围，选择针对葡萄球菌属和肠球菌属的药物。

应通过腰椎穿刺、储液囊穿刺和脑室外引流管留取脑脊液行细菌培养、药敏测定，明确病原诊断，但需警惕污染可能，尤其经脑室外引流管留取标本、培养所见细菌为凝固酶阴性葡萄球菌时。脑脊液 mNGS、X-Pert 等分子生物学方法可提高病原学检出率。细菌性脑膜炎可合并菌血症，血培养亦有助于病原学诊断。

PRSP 感染的危险因素主要有：<10 岁或 >50 岁，免疫缺陷，住院时间长，入住托儿所，反复使用抗菌药物，特定血清型，耐药高发地区等。MRS 感染的危险因素包括：侵袭性操作或留置植入物、接受头孢菌素等抗菌药物治疗史和免疫缺陷等,因此神经外科手术后中枢感染 MRS 常见。

## 四、治疗

### (一)治疗原则

1. 选择易透过血脑屏障的药物 β- 内酰胺类药物、万古霉素脑脊液 / 血浓度比值较低,但可通过加大给药剂量在脑脊液中达到治疗浓度。利奈唑胺、莫西沙星、SMZ-TMP、利福平和磷霉素血脑屏障通透性良好,被推荐单独或与其他药物联合治疗耐药革兰氏阳性菌中枢感染。达托霉素血脑屏障通透性不高,但有成功治疗革兰氏阳性球菌脑膜炎的个案报道。

2. 优化方案、确保药效学达标 应静脉大剂量给药,并根据抗菌药物的 PK/PD 特点确定给药间隔。随着脑膜炎症缓解,药物血脑屏障通透性下降,因此患者病情改善不能立即减少药物剂量。

3. 严格掌握局部给药指征 通常用于静脉给药疗效不佳或无法在脑脊液中达到有效治疗浓度以及脑室引流术后脑膜炎无法去除引流装置时。鞘注或脑室内注射治疗革兰氏阳性球菌的推荐药物有万古霉素(每次 5~20mg)、替考拉宁(每次 5~40mg)和达托霉素(每次 2~5mg),严禁 β- 内酰胺类药物鞘内或脑室内注射,脑室外或腰大池引流患者注射后需夹闭引流管 15~60 分钟以利于药物分布。鞘内或脑室内注射给药的剂量、间隔取决于药物最低抑菌浓度、脑室容量和脑脊液引流量的因素。脑脊液引流量 >100ml/d 者,每天给药 1 次;50~100ml/d 者,每 2 天给药 1 次;<50ml/d 者,每 3 天给药 1 次。

4. 应用糖皮质激素 有报道成人肺炎链球菌脑膜炎早期予以小剂量糖皮质激素治疗显著改进预后。

其他人群应用糖皮质激素的获益存在争议。

5. 疗程　肺炎链球菌脑膜炎应在热退后继续抗菌治疗 10~14 天。耐甲氧西林葡萄球菌属和肠球菌属脑膜炎的疗程尚缺乏有充分循证证据的推荐,有观点认为应治疗 3 周以上,并应结合细菌培养结果和植入装置去除情况。如继发于感染性心内膜炎者应治疗 4~6 周。

6. 去除植入物　脑室引流术后脑膜炎应去除植入的引流装置,待充分抗菌治疗后(在脑脊液培养阴性后继续抗感染治疗 7 天)再重新植入。

**(二)经验性治疗**

社区获得性脑膜炎经验性治疗(包括脑脊液涂片见革兰氏阳性双球菌患者)需覆盖肺炎链球菌时,应按 PRSP 予以头孢曲松或头孢噻肟联合万古霉素。

医院获得性脑膜炎经验性治疗推荐万古霉素联合头孢他啶、头孢吡肟或美罗培南,以覆盖耐甲氧西林葡萄球菌属和肠球菌属及革兰氏阴性菌。

**(三)病原治疗**

治疗 PRSP 脑膜炎可选头孢曲松或头孢噻肟联合万古霉素,备选药物为美罗培南、头孢吡肟和莫西沙星。

MRSA 首选万古霉素,备选药物为利奈唑胺、SMZ-TMP。有推荐万古霉素联合利福平或磷霉素治疗 MRSA 脑膜炎。

青霉素敏感肠球菌属选用青霉素、氨苄西林或氨苄西林 - 舒巴坦联合庆大霉素;青霉素耐药株或过敏患者选用万古霉素联合庆大霉素,但应警惕肾功能损害;万古霉素耐药菌株或万古霉素过敏患者选用利奈唑胺。

上述药物的推荐剂量见表 5-24。

**表 5-24　成人细菌性脑膜炎抗菌药物推荐剂量**
**（肝、肾功能正常者）**

| 抗菌药物 | 剂量 /d | 给药间隔 /h |
|---|---|---|
| 青霉素 | 2 400 万 U | 4 |
| 氨苄西林 | 12g | 4 |
| 头孢吡肟 | 6g | 8 |
| 头孢噻肟 | 8~12g | 4~6 |
| 头孢曲松 | 4g | 12~24 |
| 美罗培南 | 6g | 8 |
| 庆大霉素 | 5mg/kg | 8 |
| 利福平 | 600mg | 24 |
| 莫西沙星 | 400mg | 24 |
| SMZ-TMP | 10~20mg/kg | 6~12 |
| 利奈唑胺 | 1 200mg | 12 |
| 万古霉素 | 30~60mg/kg | 8~12 |
| 达托霉素 | 6~10mg/kg | 24 |

（杨　帆）

▶ **参考文献**

[ 1 ] GILBERT D N，CHAMBER H F，ELIOPOULOS G M，et al. The Sanford guide to antiMICsrobial therapy. 50$^{th}$ ed. Sperryville：AntiMICsrobial Therapy Incorporated，2019，8-11.

[ 2 ] MANDELL G L，BENNETT J E，DOLIN R. Mandell，Douglas，and Bennett's principles and practice of infectious diseases.

9th ed. Philadephia：Churchill Livingstone，2020，1184-1219，1272-1281.

［3］THIGPEN M C，WHITNEY C G，MESSONNIER N E，et al. Bacterial meningitis in the United States，1998—2007. N Engl J Med，2011，364（21）：2016-2025.

［4］BEER R，LACKNERP，PFAUSLER B. Nosocomial ventriculitis and meningitisinneurocritical care patients. J Neurol，2008，255（11）：1617-1624.

［5］朱任媛，张小江，徐英春，等 . 2012 年中国 CHINET 无菌体液中分离的细菌构成和耐药性监测 . 中国感染与化疗杂志，2014，14（6）：482-487.

［6］朱任媛，张小江，徐英春，等 . 2011 年中国 CHINET 无菌体液中分离的细菌构成和耐药性监测 . 中国感染与化疗杂志，2013，13（5）：349-356.

［7］WANG J，MUZEVICHK，EDMOND M B，et al. Central nervous system infections due to vancomycin-resistant enterococci：case series and review of the literature. InternJ Infect Dis，2014，25：26-31.

［8］荆楠，唐明忠，刘志忠，等 . 神经内外科脑脊液标本细菌流行病学分布和耐药性分析 . 首都医科大学学报，2012，33（2）：144-147.

［9］SIPAHI O R，BARDAK-OZCEM S，TURHAN T，et al. Vancomycin versus linezolid in the treatment of methicillin-resistant Staphylococcus aureus meningitis. Surg Infect（Larchmt），2013，14（4）：357-362.

［10］TUNKEL A R，HASBUN R，BHIMRAJ A，et al. 2017 Infectious diseases society of America's clinical practice guidelines for healthcare-associated ventriculitis and Meningitis. Clin Infect Dis，2017，64（6）：701-706.

# 第十二节　泌尿道感染

泌尿道感染(urinary tract infection,UTI)是肾脏、输尿管、膀胱和尿道等泌尿系统各部位感染的总称,是尿路上皮对细菌侵入的炎症反应,通常伴随有细菌尿和脓尿。UTI可分为无症状性菌尿、单纯性UTI(单纯下尿路感染和单纯上尿路感染)、反复发作性UTI和复杂性UTI(包括导管相关的感染等)。

UTI的发病率与性别及年龄有关。随着年龄增长,男性的发病率从5%(65~74岁)上升至8%(85岁以上),绝经后女性的发病率更高,从7%上升至13%(85岁以上)。在住院患者中,UTI占感染的30%~40%,在长期留置导尿管的患者中发病率更高,更易导致脓毒症的发生。65岁以上男性尿路感染发病率明显升高,主要与前列腺肥大或前列腺炎有关,因此本章节中将前列腺炎也纳入讨论。

根据1995年美国国立卫生研究院分类标准,将前列腺炎分为Ⅰ型(急性细菌性前列腺炎)、Ⅱ型(慢性细菌性前列腺炎)、Ⅲ型(慢性前列腺炎/慢性骨盆疼痛综合征)和Ⅳ型(无症状性前列腺炎)。Ⅲ型前列腺炎根据前列腺液、精液或前列腺按摩后尿液中的白细胞数量是否升高,又可分为ⅢA(炎症性慢性骨盆疼痛综合征)和ⅢB(非炎症性慢性骨盆疼痛综合征)两个亚型。

## 一、常见病原菌及其耐药性

根据2020年全国细菌耐药监测结果显示,UTI的病原菌中革兰氏阳性菌占一定比例,屎肠球菌为10.52%,粪肠球菌为8.61%。前列腺炎的病原菌主要为革兰氏阳性菌,以葡萄球菌和肠球菌为主。男性与女性各年度尿标本分离的粪肠球菌对氨苄西林和呋喃妥因耐药率分别小于 12% 和 7%,且有逐渐降低的趋势,对左氧氟沙星耐药率小于 30%,对利奈唑胺、达托霉素、万古霉素和替考拉宁耐药率均小于 2.2%。男性与女性患者各年度尿标本分离的屎肠球菌对氨苄西林、左氧氟沙星耐药率均为 90% 左右。对呋喃妥因敏感率在 45% 左右,对利奈唑胺、达托霉素、万古霉素和替考拉宁的耐药率均小于 4%。我国目前尚未分离到万古霉素耐药葡萄球菌。

## 二、流行病学特点

1. 流行病学调查结果显示,在孕妇及老年人中,非复杂性 UTI 的病原革兰氏阳性菌占一定比例,且临床症状与革兰氏阴性菌感染无异。

2. 复杂性 UTI 经常发生的住院患者中,尤其是有尿路结构功能异常,置入尿管,既往有肾脏、代谢或免疫功能异常的患者,革兰氏阳性菌感染的可能性也较大。研究表明,肠球菌属是导管相关性 UTI 最主要的病原菌。

3. 根据国外研究,5%~20% 的社区获得性 UTI 由腐生葡萄球菌属导致,在 16~25 岁女性中所占比例更高,约为 42%。在非复杂性 UTI 中,腐生葡萄球菌属的感染率仅次于大肠埃希菌属,但我国尿路感染中,腐生葡萄球菌少见。

4. 尽管肠球菌属所致的社区获得性 UTI 不多,但在导尿管相关性 UTI 中占 15%~30%,且肠球菌属是医院获得性 UTI 的第 2~3 位致病菌。有研究表明,在糖尿病患者中,肠球菌属所致的 UTI 更多,13% 的患者表现为无症状性菌尿。

5. 在高龄、孕妇、糖尿病和免疫功能低下的患者及既往存在尿路异常的患者中,β-溶血型链球菌属所致的 UTI 更易发生,更容易进展为尿脓毒症。

6. 前列腺炎的病原菌多为革兰氏阳性菌,以葡萄球菌和肠球菌为主。

## 三、耐药菌感染的危险因素

耐药菌感染的危险因素包括膀胱造瘘、泌尿外科手术、尿路梗阻、留置导尿管、既往反复使用抗菌药物、入住重症监护室、长期住院、糖尿病和免疫功能低下等。

## 四、诊断

### (一) UTI 的诊断

1. 症状　尿频、尿急、尿痛、血尿、背部疼痛和肋脊角压痛,女性患者如果同时存在尿痛和尿频,则 UTI 的可能性为 90%。

2. 体征　急性膀胱炎患者有耻骨上区压痛,但缺乏特异性。发热、心动过速、肋脊角压痛对肾盂肾炎的诊断特异性高。

3. 实验室检查

(1) 尿常规检查:包括尿液物理学检查、尿生化检查和尿沉渣检查。

1) 尿生化检查:其中与 UTI 相关的常用指标包括亚硝酸盐阳性见于大肠埃希菌等革兰氏阴性杆菌引起的 UTI。白细胞酯酶在 UTI 时为阳性。

2) 尿沉渣显微镜检查:有症状的女性患者,尿沉渣显微镜检查诊断细菌感染的敏感性为 60%~100%,特异性为 49%~100%。应注意,尿检没有白细胞(white blood cell,WBC)不能排除上尿路感染,同时尿 WBC 也可见于非感染性肾疾病,需注意鉴别。

（2）尿培养：治疗前的中段尿标本培养是诊断 UTI 最可靠的指标。美国感染疾病学会和欧洲临床微生物学与感染疾病学会规定的 UTI 细菌培养标准为：急性非复杂性膀胱炎中段尿培养 $\geq 10^3$cfu/ml；急性非复杂性肾盂肾炎中段尿培养 $\geq 10^4$cfu/ml；女性中段尿培养 $\geq 10^5$cfu/ml；男性中段尿培养或女性复杂性 UTI 导尿标本 $\geq 10^4$cfu/ml。

我国原国家卫生和计划生育委员会颁布的现行尿路感染的病原学诊断标准：新鲜中段尿沉渣革兰氏染色后用油镜观察，细菌 >1 个 / 视野；新鲜中段尿细菌培养计数为 $10^5$cfu/ml；膀胱穿刺的尿培养阳性。符合上述指标之一者，可诊断尿路感染。

**（二）前列腺炎的诊断**

1. 症状 疼痛、排尿异常及精神神经症状。疼痛主要表现在以前列腺为中心辐射周围组织的疼痛；排尿异常表现为尿频、尿急、尿痛、尿道灼热、尿余沥，或晨起、尿末或大便时，自尿道溢出白色的分泌物；精神神经症状表现为头晕耳鸣、失眠多梦、焦虑抑郁等。

2. 体征 直肠指检前列腺有轻度压痛或结节，有的前列腺可表现为软硬不均或缩小变硬等异常现象。

3. 实验室检查

（1）前列腺液检查：主要观察前列腺液中白细胞和卵磷脂小体数量。当前列腺液内卵磷脂小体减少、白细胞数 $\geq 10$ 个 /HP 时，提示前列腺存在炎症。但目前多将此检查作为辅助诊断之一，而非金标准。

（2）尿常规及尿沉渣检查：该项检查是排除其他疾病如尿路感染的辅助方法。

（3）病原学检测：目前对前列腺炎的病原学检查多采用"四杯法"或"二杯法"，是鉴别细菌性和非细菌性的常用方法。

# 五、治疗

## （一）治疗原则

1. 给予抗菌药物前留取清洁中段尿做病原菌培养及药敏试验。经验性治疗时按常见病原菌给药；获知病原菌及药敏试验结果后，根据经验性治疗效果及药敏试验结果酌情调整。

2. 急性单纯性下尿路感染初发患者，首选口服用药，宜用毒性小、口服吸收好的抗菌药物，疗程通常为3~7天，磷霉素氨丁三醇可使用单剂治疗。

3. 急性肾盂肾炎伴发热等明显全身症状的患者应注射给药，热退后可改为口服给药，疗程一般为2周。反复发作性肾盂肾炎患者的疗程更长，并应特别关注预防措施。

4. 对抗菌药物治疗无效的患者应进行全面尿路系统检查，若发现存在尿路结石、尿路解剖畸形或功能异常等复杂因素，应予以矫正或相应处理。

5. 复杂性UTI患者，尽可能去除梗阻等复杂因素。尿管相关UTI，宜尽早拔除或更换导尿管。糖尿病患者应控制血糖，防止血糖波动。

6. 绝经后妇女反复UTI，应注意是否与妇科疾患相关，酌情请妇科协助治疗，必要时可给予雌激素。

7. 对于无症状阳性菌尿患者，仅针对孕妇和接受可能导致黏膜出血的侵入性泌尿道操作的患者进行抗感染治疗。其他如神经源性膀胱、长期留置导尿管、肾造瘘等患者不建议治疗。

8. Ⅰ型前列腺炎应及早进行抗感染治疗。

9. Ⅱ型前列腺炎应取前列腺液或前列腺按摩后的尿液进行细菌培养，根据培养结果和药敏试验结果选择敏感抗菌药物。

10. Ⅲ型前列腺炎的主要治疗目标是缓解疼痛、改善排尿和提高患者的生活质量,应以症状为导向进行个体化、多模式治疗,以症状改善作为疗效评价的主要指标,避免只针对单一靶点或机制用药。ⅢA型前列腺炎患者,前列腺液或前列腺按摩后尿液白细胞升高,往往常规细菌培养阴性,可经验性口服氟喹诺酮类抗菌药物2~4周;如果症状减轻可继续使用,总疗程为4~6周。如果4周的治疗失败,除非患者确有尿路感染,不应再使用抗菌药物治疗。ⅢB型前列腺炎不推荐抗菌药物治疗。

11. Ⅳ型前列腺炎因无疼痛和排尿症状,不影响患者生活质量,如果没有生育需求,且不伴有血清前列腺特异性抗原升高,可不治疗。如果合并不育症或前列腺特异性抗原升高,应注意鉴别诊断,可参照Ⅲ型前列腺炎的治疗方法进行相应治疗。

### (二)耐药革兰氏阳性菌 UTI 的病原治疗

肠球菌属是 UTI 最常见的革兰氏阳性菌,常见菌种为粪肠球菌和屎肠球菌,粪肠球菌对呋喃妥因、磷霉素氨丁三醇、氨苄西林耐药率低,下尿路感染可作为首选,屎肠球菌对青霉素、氨苄西林耐药率高,对呋喃妥因、磷霉素氨丁三醇、环丙沙星、左氧氟沙星耐药较粪肠球菌高,应根据药敏试验结果选择用药,大部分对万古霉素、达托霉素和利奈唑胺敏感。

葡萄球菌属是前列腺炎最常见的革兰氏阳性菌,对左氧氟沙星、β-内酰胺类耐药多见,凝固酶阴性葡萄球菌对青霉素类、大环内酯类耐药,但对磷霉素、呋喃妥因、糖肽类、达托霉素及利奈唑胺敏感。MRSA、MRCNS下尿路感染可以选择呋喃妥因、磷霉素氨丁三醇口服,上尿路感染首选万古霉素,若万古霉素不耐受,可以使用利奈唑胺、替加环素或达托霉素(表5-25)。

表 5-25　UTI 及前列腺炎的耐药病原治疗

| 耐药病原菌 | 首选药物 | 二线药物 | 备注 |
|---|---|---|---|
| 肠球菌属 | 万古霉素、磷霉素 | 利奈唑胺 | 依药敏试验结果及时调整治疗药物,具体疗程根据感染类型而定 |
| 凝固酶阴性葡萄球菌 | 糖肽类、利奈唑胺 | 达托霉素 | |
| MRSA、MRCNS | 万古霉素 | 利奈唑胺 | |
| 脲气球菌 | 氟喹诺酮类 | 替加环素 | |

（冯　英　彭志勇　李建国）

▶ **参考文献**

[ 1 ] 那彦群,叶章群,孙颖浩,等 . 中国泌尿外科疾病诊断治疗指南（2014 版）. 北京:人民卫生出版社,2013.

[ 2 ] 易爱玲,李金奎,段瑞华,等 . 肠球菌在各类感染标本中分布及其耐药情况分析 . 中国临床药理学杂志,2016,32(19):1763-1765.

[ 3 ] DETWEILER K,MAYERS D,FLETCHER S G. Bacteriuria and urinary tract infections in the elderly. Urol Clin North Am,2015,42(4):561-568.

[ 4 ] 抗菌药物临床应用指导原则修订工作组 . 抗菌药物临床应用指导原则（2015 版）.［2022-02-10］. http://www. nhc. gov. cn/cms-search/xxgk/getManuscriptXxgk. htm? id=c18e1014de6c45ed9f6f9d592b43db42.

[ 5 ] 尿路感染诊断与治疗中国专家共识编写组 . 尿路感染诊断与治疗中国专家共识（2015 版）——复杂性尿路感染 . 中华泌尿外科杂志,2015,36(4):241-244.

[ 6 ] 尿路感染诊断与治疗中国专家共识编写组 . 尿路感染诊断

与治疗中国专家共识（2015版）——尿路感染抗菌药物选择策略及特殊类型尿路感染的治疗建议．中华泌尿外科杂志，2015，36（4）：245-248．

［7］SENNEBY E，PETERSSON A C，RASMUSSEN M. Epidemiology and antibiotic susceptibility of aerococci in urinary cultures. Diagn MICsrobiol Infect Dis，2015，81（2）：149-151.

［8］KLINE K A，LEWIS A L. Gram-positive uropathogens，polyMICsrobial urinary tract infection，and the emerging MICsrobiota of the urinary tract. MICsrobiol Spectr，2016，4（2）：1-54.

［9］中国女医师协会肾脏病与血液净化专委会．中国女性尿路感染诊疗专家共识．中华医学杂志，2017，97（36）：2827-2832.

［10］张敏建，宾彬，商学军，等．慢性前列腺炎中西医结合诊疗专家共识．中国中西医结合杂志，2015，34（8）：933-941.

［11］张凯，陈山，王家骥，等．合理应用药物治疗前列腺炎的临床专家意见．中国中西医结合外科杂志，2018，24（6）：812-814.

［12］张伟，商安全，薄涛，等．慢性前列腺炎病原菌感染特征及危险因素分析．现代预防医学，2019，46（18）：3443-3446+3451.

［13］刘定山．前列腺感染病原菌培养及药敏结果的分析．中国医药指南，2020，18（12）：161-162.

［14］胡付品，郭燕，吴湜，等．2020年CHINET中国细菌耐药监测．中国感染与化疗杂志，2021，21（4）：377-387.

# 第六章 耐药革兰氏阳性菌医院感染的预防与控制

## 第一节 医院感染防控原则

导致医院感染的革兰氏阳性菌包括多种链球菌、葡萄球菌和肠球菌,但导致医院感染的耐药革兰氏阳性菌主要是 MRSA、MRCNS(如 MRSE)和 VRE(主要是屎肠球菌)。这些耐药革兰氏阳性菌易在医院内传播,造成医院感染暴发;而且其所致感染治疗困难,感染者的预后较差,并极大地消耗有限的医疗资源,因而危害大。针对耐药革兰氏阳性菌关键在防,开展医院感染防控工作需要了解这些耐药菌的感染源、传播途径和易感人群,从而有针对性地采取相应的防控措施。

### 一、防控的基础

1. 感染源 葡萄球菌和肠球菌都是人体正常菌群的常见菌种,葡萄球菌主要见于皮肤和鼻腔,而肠球菌主要见于口腔和肠道。在医院内,MRSA、MRSE 和 VRE 所致感染常来源于感染或携带(定植)这些耐药菌的人,包括患者、医院工作人员和访客等。现有研究发现中国内地成人人群中鼻腔携带 MRSA 为 0.3%~3%,儿童携带率较高为 1.1%~4.4%。有限研究发现中国内地成人人群肠道携带 VRE 为 3%~4%。几乎所有人都携带有凝固酶阴性葡萄球菌,而其中超过 80% 的菌株为 MRCNS。患者的 MRSA、MRSE 和 VRE 也污染其周围环境,并通过污染的手造成更广泛的环境污染。MRSA 和 VRE 在体外均能长时间存活，MRSA 在不同材质上可存活 1~51 天，不同菌株之间存在非常显著的差异；而 VRE 在干燥表面上存活时间则可长至数月。这些被污染的环境表面也可成为重要的感染源。

2. 传播途径　医院感染病原菌的传播途径主要分为接触（contact）、飞沫（droplet）和空气[airborne，也称为气溶胶（aerosol）]三种。基于现有的证据 MRSA、MRSE 和 VRE 主要是通过接触传播，包括共同直接暴露于同一感染源（如直接接触了同一感染/携带者等）所致的直接传播和感染/携带者污染了其周围环境或污染了医务人员的手，通过污染的手、污染的医疗设备、污染的药物等途径造成的间接接触传播。

3. 易感人群　人体对绝大多数细菌感染难以形成持久的免疫力，所有人对 MRSA、MRSE 和 VRE 都易感，但感染的风险却存在极大差异。感染 MRSA、MRSE 和 VRE 的高风险人群通常包括免疫功能受限者（如器官或干细胞/骨髓移植者、长期使用免疫抑制剂治疗者、糖尿病且血糖未获良好控制者等）、新生儿（尤其是低体重和极低体重新生儿）、高龄老年人。感染 MRSA 和 MRSE 的高风险人群还包括皮肤屏障严重受损者（如大面积烧伤和创伤者、大面积剥脱性皮炎或天疱疮等皮肤病、深度褥疮、创面大时间长的手术等）、留置有中心静脉置管和人工起搏器等侵入性设备等。感染 VRE 的高风险人群还包括肠道黏膜屏障受损者（如血液病或恶性肿瘤化疗者、胃肠道手术者）、误吸风险增加者（如长时间鼻饲的昏迷或卧床患者）、长时间留置股静脉置管或尿管者。值得注意的是，感染的高风险不等同于感染后预后就差（如死亡风险增加）。感染后的预后取决于感染的部位（如血流感染和颅内感染预后常较皮肤软组织感染预后更差)、患者的免疫功能状态、是否能及时处理原发感染病灶(如及时拔除中心静脉置管、及时处理创面、及时对腹腔感染进行引流等)、是否有有效的抗菌药物可用等诸多因素。对于感染的高风险人群,尤其是感染后预后差的人群,应给予重点关注并强化防控措施。

## 二、主要的防控措施

针对耐药革兰氏阳性球菌的防控措施可以按照感染源、传播途径和易感人群做以下归类,其主要针对MRSA 和 VRE;而对于 MRCNS,其人群携带率极高,通常不采取以下措施,但可在有暴发时考虑采用。主要的防控措施有:

1. 发现和管理传染源

(1)病例监测(发现感染病例):常见的有①医院感染专职人员的综合性监测和目标性监测(目前采用信息化监测系统逐渐成为主流);②临床微生物室基于临床标本检测结果的监测;③临床医师的病例报告等。

(2)主动筛查(发现定植者):常见的有采集鼻拭子筛查 MRSA、采集粪便或肛拭子筛查 VRE。主动筛查需要消耗有限的医疗资源,而且可能会增加患者的负担。而我国还是发展中国家,尚不具备全面开展主动筛查的条件,应将主动筛查集中使用于感染高风险且感染后预后差的重点患者人群。

(3)隔离定植/感染者:通常推荐对 MRSA 和 VRE 感染/定植患者采取单间隔离;如果无条件执行单间隔离,则可将 MRSA 或 VRE 感染/定植患者与感染同一种病原菌的患者集中隔离(也就是不能将MRSA 感染/定植患者与 VRE 感染/定植患者在一起进行集中隔离)。在我国的医疗机构中执行单间隔离的难度大（常因为单间数量少），而除了暴发时通常没有多个 MRSA 或 VRE 感染/定植患者以集中隔离；此时，首先应尽一切可能去创造条件执行单间隔离（如在需要执行单间隔离时不应把单间用于不需要隔离的他人）；确实无条件执行时，方可考虑我国常见的"床旁隔离"。"床旁隔离"的效果常带来心理安慰，但尚无充分证据表明其确实有效。如果必须要执行"床旁隔离"时，尽可能将需要隔离的患者放置到房间角落，并适当增大其与其他患者之间的床间距。

何时解除隔离在学术上一直有争议。我国《医院隔离技术规范 WS/T 311—2009》规定对耐药菌感染者隔离至临床症状缓解或治愈，但耐药菌定植者的隔离期限未明确。2018 年美国医疗保健流行病学学会（Society for Healthcare Epidemiology of America，SHEA）基于现在有限的研究提出对 MRSA 和 VRE 感染/定植者通常可以在 1~3 次主动监测培养（对 MRSA 通常为鼻拭子或分泌物，对 VRE 是指粪便或肛拭子）阴性后考虑解除隔离，但对感染高风险人群则推荐延长隔离时间（如隔离到出院）。

（4）治疗感染者：治疗可以减少菌量、也可以缓解症状从而减少向外排菌，这样就减少了传播的风险。

（5）对定植者进行去定植：包括选择性与非选择性去定植。非选择性去定植目前主要是对皮肤定植多重耐药菌者使用含氯己定的制剂进行皮肤清洁消毒（如擦浴）而去定植，此种去定植方式对皮肤上菌群都有一定的作用。选择性去定植目前主要是针对鼻腔的 MRSA 采用黏膜用的莫匹罗星。但我国内地尚无黏膜用莫匹罗星，必须要去定植时可以考虑用碘伏等黏膜用消毒剂。近年来国外也有使用光子（photon）对 MRSA 去定植的方法。对于 VRE 的去定植，尽管目前已有一些研究,但尚缺乏公认有效的方法。

2. 切断传播途径

(1)接触预防措施:主要包括接触隔离患者需要戴手套、戴脱手套前后需要做手卫生、进行操作时应穿隔离衣等措施。这样的物理阻隔主要是尽可能避免完整皮肤被污染,而间接地将耐药菌传播给他人。此外,对隔离患者的物品(如血压计、体温仪、听诊器、输液泵、监护仪等)尽可能做到专人专用,若做不到专人专用(如轮椅、推床等)则应一用一消毒。

(2)手卫生:手卫生是医院感染防控的基石,无须多做阐述。值得注意的是,最近有研究发现肠球菌对于乙醇的耐受性在增强。然而需要保持清醒的是,耐受性增强只是相对而言,肠球菌包括 VRE 对医院内常用的含乙醇的速干手消毒液(通常含乙醇浓度为60%~90%)以及作为消毒剂的医用乙醇都保持敏感。

(3)环境清洁消毒:如上所述 MRSA 和 VRE 的环境污染也是其感染的重要来源,环境物表清洁消毒和尽可能避免物品在患者之间共用是重要的感控措施。物品共用若难以避免,则应强调保持清洁(遇污染及时清洁消毒,无污染时也宜定期进行清洁,如每日一次);而且对于感染高风险尤其是感染后预后差的患者更应强调尽可能避免物品共用。环境物表清洁消毒需重点关注高频接触表面(如门把手、开关、遥控板、呼叫器、饮水机按钮等)和卫生间。

(4)无菌操作和熟练的操作技巧:无菌操作为保持操作处无菌,避免外界或患者其他位置的耐药菌污染操作处,这就通常需要充分的皮肤消毒、手卫生、物品放置于无菌表面、操作中避免物品和手被污染、操作后对操作处及留置管路的清洁消毒等。熟练的操作技巧是减少与操作相关感染(如手术部位感染、导管相关性血流感染等)的关键因素,通常未被充分重视;这是因为不熟练操作所致感染往往难以被归因于不熟练的操作本身,而易被转嫁给其他因素。强调侵入性操作的充分培训和严格的准入制度,以及准入后定期与不定期的能力再评估将有助于减少因为不熟练操作所致的感染,包括耐药菌的感染。

3. 保护易感人群

(1)缩短住院时间:住院时间是医院感染发生的一个重要危险因素。尽可能缩短患者住院时间将能显著减少患者在医院内获得耐药菌的风险。缩短住院时间可以通过门诊与住院衔接缩短术前住院时间(如门诊术前检查也可以纳入住院费用报销)、通过多学科讨论缩短患者诊断和治疗时间、快速康复等多种手段。

(2)减少侵入性设备的留置时间:侵入性设备为耐药菌附着和聚集提供场所、为耐药菌侵袭提供路径,并且因为没有血流供应,为耐药菌避免接触白细胞、抗体、补体等人体天然免疫系统提供了保护场所。可通过严格掌握指征、每日评估留置必要性和去除可行性(如针对气管插管机械通气进行 SBT 自主呼吸实验)等手段减少侵入性设备的留置时间。

(3)对免疫缺陷者等高危患者进行保护性隔离等:免疫缺陷患者易发生耐药菌感染。对其在发生感染之前预先进行隔离安置(如单间),并对其采取接触隔离预防措施,此为保护性隔离。除了单间,近年来新出现的可移动式隔离单元也可考虑用于保护性隔离。

(4)对特定患者预防性使用抗菌药物:对具有感染高风险或感染预后差的手术患者在围手术期预防性使用抗菌药物预防手术部位感染。例如,对于鼻腔定植有 MRSA 而需要进行心脏手术患者,在围手术期使用万古霉素或去甲万古霉素预防 MRSA 所致的手术部位感染。

(5)减少不必要的抗菌药物使用(抗菌药物管理):人体正常菌群是预防耐药菌定植和感染的屏障。抗菌药物使用将对人体正常菌群产生显著且持久的影响,包括菌量降低、菌种构成显著改变(对使用药物敏感的菌株和菌种减少而耐药菌株或该药物不能覆盖的菌种则增多)等,而造成菌群失调。这就为 VRE 和 MRSA 等耐药菌的定植及其后过度生长创造有利条件。抗菌药物的不合理使用是造成耐药革兰氏阳性菌定植、感染和传播的重要危险因素。这就需要开展抗菌药物管理,减少不必要的抗菌药物使用。

以上这些措施还可以依据其是否针对特定耐药菌而分为水平性(horizontal)或垂直性(vertical)。垂直性措施为针对特定种类耐药菌的措施,包括针对 MRSA 进行鼻拭子主动筛查、用莫匹罗星去定植和针对性预防性使用抗菌药物,针对 VRE 进行肛拭子或粪便主动筛查。水平性措施也就是并非针对特定耐药菌而通用的措施,包括了以上绝大多数防控措施。

## 三、关键在执行

对耐药革兰氏阳性菌防控与其他的医院感染防控一样,涉及医疗、护理、检查、检验、管理等诸多方面。表面上看就是医院感染防控的问题,而实际上更多是反映了医疗机构的整体管理水平、医疗技术水平和医疗质量安全水平,也反映了医务人员个人的敬业心、严谨程度、专业能力和卫生习惯等。感染因为其易传播可造成群体事件(如暴发)、有确定的明确呈现方式(如培养出耐药菌)以及往往需要比较棘手的治疗(如三线的抗菌药物、再次手术、拔除侵入性设备）等，在众多的医疗安全不良事件中更易被发现。因此，医院感染防控不仅仅是专业技术的问题。我们作为医务人员更应强调预防优先的理念，不断强化自身的敬业心、严谨度、专业性，在工作中执行以上的防控措施，保障患者和我们自身的安全。

（宗志勇）

## ▶ 参考文献

［1］LIN J, PENG Y, XU P, et al. Methicillin-resistant Staphylococcus aureus nasal colonization in chinese children：a prevalence meta-analysis and review of influencing factors. PLoS One, 2016, 11：e0159728.

［2］刘颖梅, 曹彬, 王辉, 等. 万古霉素耐药肠球菌的分子特征及同源性分析. 中华医学杂志, 2008, 88（11）：760-763.

［3］李六亿, 陈美恋, 吴安华, 等. 耐万古霉素肠球菌感染流行病学多中心研究. 中国感染控制杂志, 2015,（8）：518-523.

［4］HOGAN P G, MORK R L, THOMPSON R M, et al. Environmental methicillin-resistant Staphylococcus aureus contamination, persistent colonization, and subsequent skin and soft tissue infection. JAMA Pediatr, 2020, 174（6）：552-562.

［5］CASSONE M, ZHU Z, MANTEY J, et al. Interplay between patient colonization and environmental contamination with vancomycin-resistant Enterococci and their association with patient health outcomes in postacute care. Open Forum Infect Dis, 2020, 7（1）：ofz519.

［6］NEELY A N, MALEY M P. Survival of enterococci and staphylococci on hospital fabrics and plastic. J Clin MICsrobiol,

2000,38(2):724-726.

[7] 黄勋,邓子德,倪语星,等. 多重耐药菌医院感染预防与控制中国专家共识. 中国感染控制杂志,2015,(1):1-9.

[8] 耐甲氧西林金黄色葡萄球菌感染防治专家委员会. 耐甲氧西林金黄色葡萄球菌感染防治专家共识 2011 年更新版. 中华实验和临床感染病杂志(电子版),2011,5(3):372-384.

[9] CaLFEE D P,SALGADO C D,MILSTONE A M,et al. Strategies to prevent methicillin-resistant Staphylococcus aureus transmission and infection in acute care hospitals:2014 update. Infect Control Hosp Epidemiol,2014,35(Suppl 2):S108-S132.

[10] TACCONELLI E,CATALDO M A,DANCER S J,et al. ESCMID guidelines for the management of the infection control measures to reduce transmission of multidrug-resistant Gram-negative bacteria in hospitalized patients. Clin MICsrobiol Infect,2014,20(Suppl 1):1-55.

[11] BANACH D B,BEARMAN G,BARNDEN M,et al. Duration of contact precautions for acute-care settings. Infect Control Hosp Epidemiol,2018,39(2):127-144.

[12] 美国CDC. Strategies to prevent hospital-onset Staphylococcus aureus bloodstream infections in acute care facilities. https://www. cdc. gov/hai/prevent/staph-prevention-strategies. html.

[13] 美国CDC. Multidrug-resistant organisms(MDRO)management. in healthcare settings(2006). [2022-02-10]. https://www. cdc. gov/infectioncontrol/guidelines/mdro/index. html.

[14] 卫生部. 多重耐药菌医院感染预防与控制技术指南(试行)2011. http://www. nhc. gov. cn/cms-search/xxgk/getManuscriptXxgk. htm? id=50487.

# 第二节　耐药革兰氏阳性菌感染的防控措施

## 一、耐药革兰氏阳性菌感染的危险因素

常见的多药耐药革兰氏阳性菌包括葡萄球菌、链球菌和肠球菌等,其中又以 MRSA 和 VRE 检出率最高,危害最为严重。

耐药革兰氏阳性菌感染或定植患者,被致病菌污染的物体是医院内最常见的感染源,接触传播是最主要的传播方式。目前已知的一些危险因素明显增加耐药革兰氏阳性菌感染和定植的风险,包括:①老年患者;②缺乏功能独立性和 / 或认知能力下降;③病情严重且存在基础疾病;④长期住院,或频繁接触医疗环境(如血液透析中心,患者看护中心等)和医疗人员;⑤体内植入各种导管;⑥近期接受手术或侵入性治疗;⑦近期接受抗菌药物治疗。

鉴于多药耐药革兰氏阳性菌的高流行率、致病率和严重危害,加强医院感染控制措施,对控制传染源,切断传播途径,减轻临床危害具有重要意义。本篇将对耐药革兰氏阳性菌,特别是 MRSA、VRE 造成的医院获得性感染的预防和控制措施进行介绍和讨论。

## 二、耐药革兰氏阳性菌防控的主要方法

1. 手卫生　经由医护人员的手在患者与患者间传播是耐药革兰氏阳性菌传播的主要途径。根据 WHO 的建议,医护人员在下列情况必须实施手卫生:①接触患者前;②无菌操作前;③接触患者后;④接触患者体液、分泌物后;⑤接触患者周围环境后。

手卫生的方法主要分为洗手和含乙醇消毒液擦手两种。当手部有血液或其他体液等肉眼可见的污染时,应用肥皂(皂液)和流水洗手,每次洗手时间 15~30 秒;当手部没有肉眼可见的污染时,宜使用含乙醇消毒液消毒双手代替洗手。

需要注意的是,含乙醇消毒液对革兰氏阳性菌中的难辨梭状芽孢杆菌无法有效清除,因此应避免使用含乙醇消毒液用于防控难辨梭状芽孢杆菌造成的院内感染。

2. 接触隔离　对于耐药革兰氏阳性菌定植和感染的患者,应在标准预防的基础上实施接触隔离,接触隔离的主要措施包括:①为患者安排单间病房隔离,没有条件实施单间隔离时,可以让感染或定植同一类细菌的患者集中在同一区域进行集中隔离,并为患者提供专人护理;②在进入隔离病房时,应穿戴手套和隔离衣,在离开隔离病房前,正确脱卸手套和隔离衣;③在进入隔离病房前和离开隔离病房后都必须实施手卫生;④非关键物品如血压计、听诊器、输液泵等设备应专用;如需共用,则在不同患者之间使用时,必须严格消毒;⑤减少患者在转运过程中对环境的污染,如为患者佩戴口罩、穿着隔离衣等。

关于何时终止接触隔离,目前仍没有一致意见。美国 CDC 建议对于 MRSA,如果在 1~2 周内,连续 3 次以上培养结果均为阴性,且不存在感染继续播散的途径(如仍存在伤口引流,大量气道分泌物等),则可以解除接触隔离。美国医疗感染控制措施顾问委员会(Healthcare Infection Control Practices Advisory Committee,HICPAC)建议对于 VRE,以每周一次的频率进行细菌培养,如果连续三次培养结果阴性,则可以解除接触隔离。

3. **主动筛查培养** 无症状感染或定植患者是多药耐药革兰氏阳性菌院内传播的一个重要来源。主动筛查培养（active surveillance culture, ASC）通过对无症状患者的肛周、直肠、鼻咽部等部位进行取样培养，以识别多药耐药菌无症状感染或定植患者。

ASC 的适用人群主要为 MRSA、VRE 感染或定植的高危人群，主要包括：①存在 MRSA、VRE 定植史的患者；② ICU 患者；③免疫缺陷的患者；④居住长期护理机构的患者；⑤血液透析患者；⑥此前 12 个月内有住院史的患者；⑦此前 3 个月内有抗生素暴露史的患者；⑧入院时存在皮肤软组织感染的患者。

ASC 的常用取样部位包括鼻前庭、咽喉部、直肠、肛周和粪便。对于存在外科伤口的患者，皮肤破损和伤口引流也是常用的取样部位。ASC 只是一项筛查措施，对于 ASC 阳性患者，应该对结果进行判读，启动包括接触隔离、去定植等在内的院感防控措施，从而达到院感控制的目的。

4. **皮肤擦浴** 葡萄糖氯己定是一种具有广谱抗菌活性的消毒剂。目前证据表明，使用葡萄糖氯己定对 ICU 患者进行每日皮肤擦浴，可以减少包括 MRSA 和 VRE 在内的多药耐药革兰氏阳性菌造成的院内感染和定植。其方法是使用葡萄糖氯己定湿巾，或浴巾浸透葡萄糖氯己定溶液后，对患者下颌以下的全部身体皮肤及皮肤皱褶进行擦拭，每日一次。

5. **去定植** 去定植是指通过局部使用抗菌药物，清除患者体内或体表定植的多药耐药菌，从而达到控制院内传播的目的。但对于革兰氏阳性菌，去定植对于控制医院感染的效果并不明确。因此不推荐常规对耐药革兰氏阳性菌进行去定植处理。发生以下情况时可以考虑对患者进行 MRSA 去定植：① MRSA 院内感染暴发;②同一患者反复发生 MRSA 感染;③有明确的流行病学证据证实某名患者是 MRSA 医院感染的感染源。

MRSA 去定植可以参照如下方法:① 2%~4% 葡萄糖氯己定每日擦浴;② 2% 莫匹罗星膏涂搽于鼻前庭,每日 2~3 次。总疗程 5~10 天。

6. 环境清洁消毒　MRSA 和 VRE 都能在物体表面存活,细菌污染的环境表面、医疗家具和医疗仪器是重要的院内感染来源。督促、检查和保持医院环境清洁是院内感染控制的最基本工作,定期实施环境清洁可以降低耐药革兰氏阳性菌传播的风险。但肉眼观察往往不能有效评估环境清洁程度。采用紫外线或荧光标记物检测,可以有效监测和评估环境清洁度,提高环境清洁消毒质量。对不能有效控制耐药革兰氏阳性菌暴发或流行的病区,应督查环境清洁消毒的全过程。如果去除环境中的目标耐药菌失败,可考虑腾空病房进行彻底的环境清洁和消毒。

7. 抗菌药物应用管理　抗菌药物暴露史是细菌耐药明确的危险因素。抗菌药物规范应用包括如下方面内容:①抗菌药物临床应用实施分级管理,临床医生经考核合格后分别授予不同级别抗菌药物的处方权;②临床医生应当严格掌握抗菌药物的使用指征,熟悉抗菌药物的药理特性,能够综合患者的疾病特点、病原学特征和抗菌药物的药动学/药效学指数,选择合适的抗菌药物,按照最佳的给药途径、频次、剂量和疗程合理使用抗菌药物;③重视病原学检测工作,减少抗菌药物的经验性使用,鼓励临床医生根据病原学检测结果开具处方抗菌药物;④建立抗菌药物使用会诊制度,由感染性疾病、临床微生物学、临床药学方面的专家组建抗菌药物使用的会诊专家团队,为临床科室使用特殊使用级和限制使用级抗菌药物提供会诊咨询;⑤建立抗菌药物管理委员会,委员会定期对医疗机构内病原学流行趋势、细菌敏感性数据进行分析,提供抗菌药物使用方面的建议;⑥定期对抗菌药物处方进行点评,对不合理处方进行反馈和警示,促进临床医生合理使用抗菌药物。

8. 医护人员着装　医护人员服装和随身物品,如手机、听诊器、胸牌等,在为患者提供诊疗服务的过程中会迅速被致病菌污染,特别是葡萄球菌、VRE 和难辨梭状芽孢杆菌。考虑到医院感染传播造成的严重后果,美国医疗保健流行病学学会对医务人员着装给出了如下建议:①为医护人员提供足够的工作服,以使他们能经常更换,保证工作服的清洁;②经常洗熨工作服,最好是每天使用热水和漂白剂清洗后熨烫;③对患者共用的医疗器械(听诊器、叩诊锤等)和医护人员随身物品(手机、胸牌等)应在接触患者或患者周围环境后立即消毒;④裸露肘关节以下的手臂,建议医护人员穿着短袖工作服,不佩戴珠宝、手表、人工指甲和领带等配饰。

9. 医院感染管理与教育　严格的管理、全面深入的教育和持续质量改进是落实各项院感防控措施,控制革兰氏阳性菌医院感染的基础。各级医疗机构应成立由多学科专家组成的医院感染预防与控制委员会。委员会的主要任务是:①为医务人员提供关于医院感染预防与控制的教育与培训,提高医务人员对于医院感染危害的认识,帮助医务人员掌握医院感染预防与控制的方法;②制定医院感染预防与控制的制度并督促其实施,定期检查各项院感防控措施的落实情况和医务人员的依从性,反馈检查结果并对不足之处提出质量改进意见;③为各项院感防控措施的实施提供理论指导、制度安排和物质保障,定期召开多学科协作会议,对医院感染流行趋势进行分析,审核依从性监测结果,总结流行病学和病原微生物学资料,对院感防控工作进行总结、反馈和改进;④对患者、陪伴者、探视者开展多种形式的院感防控教育。

## 三、耐药革兰氏阳性菌防控的应用建议

综合国内外文献和各专业学会的实践指南,本文对不同院感状态下,常用医院感染防控措施的应用给出如下建议(表6-1)。需要说明的是,表中所列的防控措施和推荐意见,并不完全基于高质量的循证医学证据和方法,仅供读者参考。

表6-1　耐药革兰氏阳性菌不同院内感染状态下防控措施建议

| 防控措施 | 院内感染状态 | | | |
| --- | --- | --- | --- | --- |
| | 怀疑定植或感染 | 定植 | 感染 | 院感暴发 |
| 手卫生 | 必行 | 必行 | 必行 | 必行 |
| 接触隔离 | 可行 | 必行 | 必行 | 必行 |
| 主动筛查培养 | 必行 | 可行 | 可行 | 必行 |
| 环境清洁消毒 | 必行 | 必行 | 必行 | 必行 |
| 皮肤擦浴 | 可行 | 可行 | 可行 | 必行 |
| 去定植 | 可行 | 可行 | 可行 | 可行 |
| 抗菌药物管理 | 必行 | 必行 | 必行 | 必行 |
| 医护人员着装 | 必行 | 必行 | 必行 | 必行 |
| 管理与教育 | 必行 | 必行 | 必行 | 必行 |

(刘　畅　李建国)

# 参考文献

[ 1 ] O'HARA L M,CALFEE D P,MILLER L G,et al. Optimizing contact precautions to curb the spread of antibiotic-resistant bacteria in hospitals:a multicenter cohort study to identify patient characteristics and healthcare personnel interactions associated with transmission of methicillin-resistant Staphylococcus aureus. Clin Infect Dis,2019,69(Suppl 3): S171-S177.

[ 2 ] GORDIN F M,SCHULTZ M E,HUBER R A,et al. Reduction in nosocomial transmission of drug-resistant bacteria after introduction of an alcohol-based handrub. Infect Control Hosp Epidemiol,2005,26(7):650-653.

[ 3 ] Recommendations for Preventing The Spread Of Vancomycin Resistance. Recommendations of the Hospital Infection Control Practices Advisory Committee(HICPAC). MMWR Recomm Rep,1995,44:1.

[ 4 ] WEBER S G,HUANG S S,ORIOLA S,et al. Legislative mandates for use of active surveillance cultures to screen for methicillin-resistant Staphylococcus aureus and vancomycin-resistant enterococci:position statement from the Joint SHEA and APIC task force. American journal of infection control, 2007,35(2):73-85.

[ 5 ] CLIMO M W,YOKOE D S,WARREN D K,et al. Effect of daily chlorhexidine bathing on hospital-acquired infection. N Engl J Med,2013,368(6):533-542.

[ 6 ] COIA J E,DUCKWORTH G J,EDWARDS D I,et al. Guidelines for the control and prevention of methicillin-resistant Staphylococcus aureus(MRSA)in healthcare facilities. J Hosp

Infect,2006,63(Suppl 1):S1-S44.

[7] LEE A S,DE LENCASTRE H,GARAU J,et al. Methicillin-resistant Staphylococcus aureus. Nat Rev Dis Primers,2018,4:18033.

[8] PRICE R,MACLENNAN G,GLEN J,et al. Selective digestive or oropharyngeal decontamination and topical oropharyngeal chlorhexidine for prevention of death in general intensive care:systematic review and network meta-analysis. BMJ,2014,348:g2197.

[9] DE SMET A M,KLUYTMANS J A,BLOK H E,et al. Selective digestive tract decontamination and selective oropharyngeal decontamination and antibiotic resistance in patients in intensive-care units:an open-label,clustered group-randomised,crossover study. Lancet Infect Dis,2011,11(5):372-380.

[10] CARLING P C,PARRY M F,BRUNO-MURTHA L A,et al. Improving environmental hygiene in 27 intensive care units to decrease multidrug-resistant bacterial transmission. Crit Care Med,2010,38(4):1054-1059.

[11] BEARMAN G,BRYANT K,LEEKHA S,et al. Healthcare personnel attire in non-operating-room settings. Infect Control Hosp Epidemiol,2014,35(2):107-121.

# 缩略词表

| | |
|---|---|
| ABSSSI | 急性细菌性皮肤及软组织感染 |
| ADE | 抗菌药物降阶梯 |
| AECOPD | 慢性阻塞性肺疾病急性加重 |
| AIDS | 获得性免疫缺陷综合征 |
| allo-HSCT | 异基因造血干细胞移植 |
| AME | 氨基糖苷类修饰酶 |
| ANC | 外周血中性粒细胞绝对计数 |
| ANSORP | 亚洲地区耐药监测网 |
| ANT | 氨基糖苷核苷酸转移酶 |
| APACHE II | 急性生理与慢性健康评分 II |
| APH | 氨基糖苷磷酸转移酶 |
| ARDS | 急性呼吸窘迫综合征 |
| ASC | 主动筛查培养 |
| ATS | 美国胸科协会 |
| AUC | 药 - 时曲线下面积 |
| BALF | 支气管肺泡灌洗液 |
| BIA | 英国感染协会 |
| BMI | 身体质量指数 |
| BSI | 血流感染 |
| CABP | 社区获得性细菌性肺炎 |
| CA-BSI | 社区获得性血流感染 |
| CA-MRSA | 社区获得性耐甲氧西林金黄色葡萄球菌 |
| CAP | 社区获得性肺炎 |

| CAPD | 持续性非卧床式腹膜透析 |
| CARSS | 全国细菌耐药监测网 |
| CDC | 疾病预防与控制中心 |
| CFR | 累积响应百分率 |
| CFU | 菌落形成单位 |
| CHINET | 中国细菌耐药监测网 |
| cIAI | 复杂性腹腔感染 |
| CK | 肌酸激酶 |
| Cl | 药物清除率 |
| CLABSI | 中央导管相关血流感染 |
| CLSI | 美国临床和实验室标准委员会 |
| $C_{max}$ | 血药峰浓度 |
| CNS | 凝固酶阴性葡萄球菌 |
| CO-MRSA | 社区发病耐甲氧西林金黄色葡萄球菌 |
| CRBSI | 血管内导管相关血流感染 |
| CRP | C 反应蛋白 |
| cSSSI | 复杂性皮肤及软组织感染 |
| CYP450 | 细胞色素 P450 酶 |
| DIC | 弥散性血管内凝血 |
| DNSA | 达托霉素不敏感的金黄色葡萄球菌 |
| DRSA | 耐达托霉素金黄色葡萄球菌 |
| ECDC | 欧洲疾病预防与控制中心 |
| ESBL | 超广谱 β - 内酰胺酶 |
| ESC | 欧洲心脏病学会 |
| ET | 表皮剥脱毒素 |
| GBS | B 群链球菌 |
| GOT | 谷草转氨酶 |
| GPT | 谷丙转氨酶 |

| HABP | 医院获得性细菌性肺炎 |
| HA-BSI | 医院获得性血流感染 |
| HA-MRSA | 医院获得性耐甲氧西林金黄色葡萄球菌 |
| HAP | 医院获得性肺炎 |
| HCA-BSI | 健康护理院相关的血流感染 |
| HCA-CO-MRSA | 医疗相关性社区发病耐甲氧西林金黄色葡萄球菌 |
| HCA-HO-MRSA | 医疗相关性医院发病耐甲氧西林金黄色葡萄球菌 |
| HCA-MRSA | 医疗相关性耐甲氧西林金黄色葡萄球菌 |
| HIV | 人类免疫缺陷病毒 |
| HLAR | 氨基糖苷类高水平耐药肠球菌 |
| HO-MRSA | 医院发病耐甲氧西林金黄色葡萄球菌 |
| hVISA | 异质性万古霉素中介金黄色葡萄球菌 |
| IAI | 腹腔感染 |
| ICED | 植入性心脏电子装置 |
| ICED-IE | 植入性心脏电子装置相关心内膜炎 |
| ICED-LI | 植入性心脏电子装置相关电极感染 |
| ICU | 重症监护病房 |
| IDSA | 美国感染病协会 |
| IE | 感染性心内膜炎 |
| LRSA | 耐利奈唑胺金黄色葡萄球菌 |
| MALDI-TOF-MS | 基质辅助激光解析电离飞行时间质谱 |

| MBC | 最低杀菌浓度 |
|---|---|
| MCS | 蒙特卡洛模拟法 |
| MDR | 多重耐药 |
| MDRO | 多重耐药菌 |
| MDRSP | 多重耐药性肺炎链球菌 |
| MGE | 可动遗传因子 |
| MHA | Mueller-Hinton 琼脂 |
| MIC | 最低抑菌浓度 |
| MLSB | 链阳菌素 B |
| mNGS | 宏基因组二代测序 |
| MPC | 防突变浓度 |
| MPI | 曼海姆腹膜炎指数 |
| MRCNS | 耐甲氧西林凝固酶阴性葡萄球菌 |
| MRS | 耐甲氧西林葡萄球菌 |
| MRSA | 耐甲氧西林金黄色葡萄球菌 |
| MRSE | 耐甲氧西林表皮葡萄球菌 |
| MSS | 甲氧西林敏感的葡萄球菌 |
| MSSA | 甲氧西林敏感金黄色葡萄球菌 |
| NGS | 二代测序 |
| NHSN | 美国国家医疗保健安全网络 |
| NVE | 自身瓣膜心内膜炎 |
| PAE | 抗菌药物后效应 |
| PAP-AUC | 菌群谱型分析 - 曲线下面积 |
| PA-SME | 亚抑菌浓度下的抗菌药物后效应 |
| PBP | 青霉素结合蛋白 |
| PBP2a | 青霉素结合蛋白 2a |
| PCR | 聚合酶链式反应 |
| PCT | 降钙素原 |
| PD | 药效学 |
| PDR | 泛耐药 |

| PISP | 青霉素中介肺炎链球菌 |
| PK/PD | 药动学 / 药效学 |
| PNA-FISH | 肽核酸 - 荧光原位杂交技术 |
| PNSP | 青霉素不敏感的肺炎链球菌 |
| PRSP | 耐青霉素肺炎链球菌 |
| PSB | 保护性毛刷 |
| PSSP | 青霉素敏感肺炎链球菌 |
| PTA | 达标概率 |
| PVE | 人工瓣膜心内膜炎 |
| PVL | 杀白细胞素 |
| rRNA | 核糖体 RNA |
| SAPS II | 简化急性生理评分 II |
| SBP | 自发性腹膜炎 |
| *SCCmec* | 葡萄球菌染色体基因盒 |
| SDD | 剂量依赖敏感 |
| SMZ | 磺胺甲噁唑 |
| SMZ-TMP | 复方磺胺甲噁唑 |
| SSI | 手术部位感染 |
| SSTI | 皮肤及软组织感染 |
| $t_{1/2}$ | 半衰期 |
| TBSA | 体表总面积 |
| TDM | 治疗药物监测 |
| TEE | 经食管超声心动图 |
| $T_{max}$ | 达峰时间 |
| TMP | 甲氧苄啶 |
| TP | 三级腹膜炎 |
| TSST | 中毒性休克综合征毒素 |
| TTE | 经胸超声心动图 |
| UTI | 泌尿道感染 |
| VABP | 呼吸机相关细菌性肺炎 |

| VAP | 呼吸机相关性肺炎 |
|---|---|
| $V_d$ | 表观分布容积 |
| VISA | 万古霉素中介金黄色葡萄球菌 |
| VRE | 耐万古霉素肠球菌 |
| VRSA | 耐万古霉素金黄色葡萄球菌 |
| VSE | 万古霉素敏感肠球菌 |
| WBC | 白细胞 |
| XDR | 广泛耐药 |